一歩先を行く矯正歯科臨床

矯正歯科と
ホワイトニング
Teeth whitening in clinical orthodontics

椿　知之 / 椿　丈二＝著

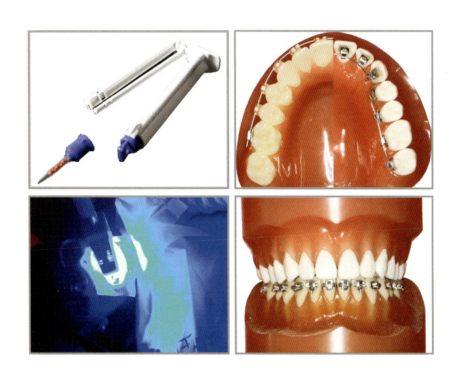

東京臨床出版

はじめに

　1989年にアメリカで実用化されたホワイトニングは、アメリカはもとより日本でも急速に一般的になりつつあります。アメリカではすでに99％以上の歯科医院でホワイトニング治療を行っていますが、日本でも新規に開業の歯科医院のほとんどでホワイトニングを導入しています。

　テレビや雑誌に出ているタレントが白い歯になってきたり、メディアなどでホワイトニング治療が取り上げられたりするとともに、一般の人も"白い歯"に対する欲求が高まってきました。アンケートをしてみると、お口の悩みで歯の色が歯並びとともにいつも上位にランクされています。一昔前までは特殊な職業の人だけが歯を白くするものと思われてきましたが、現在では一般の人でも普通にホワイトニングを受ける時代になっています。

　歯科界でもすでに審美歯科治療にホワイトニングは必要不可欠なものになっています。ほとんどの患者さんがセラミックをいれる前にホワイトニングを希望されています。また日本歯科審美学会が認定する歯科衛生士向けの資格「ホワイトニングコーディネーター」も、2017年4月現在で、のべ1万人以上が誕生しています。

　最近では審美歯科治療だけでなく、矯正治療と組み合わせて総合的に歯をきれいにしたいと思っている患者さんも増えています。しかし矯正治療の前後では、通常の状態とは異なる口腔内環境となっているため、注意が必要なことがあります。

　本書が矯正治療を行うすべての先生の一助になればと考えています。

2017年7月
椿　知之

目次

はじめに　椿　知之 ……………… 3

1章 ホワイトニングの原理を知ろう …………………………………………………… 7

歯が白くなる機序　7
1. 主原理
2. エナメル質表面の光の乱反射
3. 歯の乾燥

ホワイトニング剤およびホワイトニングに関する法律　8
1. 粗悪品、模造品に注意
2. 購入した本人が使用する場合
3. 歯科医師が輸入し、治療に使用する場合
4. セルフ式ホワイトニング
5. 特定商取引とホワイトニング

安全性についての理解　10
1. ホワイトニング剤の安全性
　　ホワイトニング施術後のケア
　　歯肉保護処置
2. ホワイトニングに使用される光の安全性
　　照射範囲の歯肉、口唇のガード
　　X線診査が必須－ウォーキングブリーチ

ホワイトニングのう蝕予防効果　12
1. 再石灰化と耐酸性促進作用
2. う蝕予防のためのホワイトニング時代へ

2章 矯正治療とホワイトニング ………………………………………………………… 14

矯正治療とホワイトニングの患者ニーズ　14
ホワイトニングの進め方と留意点　16
矯正治療前のホワイトニング　16
1. 矯正治療前はオフィスホワイトニングで
2. 唇側矯正予定者にはきちんとした説明と同意を

矯正治療中のホワイトニング　18
1. タイミングは歯の移動の遅滞期間
2. 舌側装置が原則、唇側矯正に有効な薬剤も

矯正治療後のホワイトニング　21
1. 残留ボンディング材の除去

目 次

2. クラック、咬耗にも要注意
3. 失活歯のホワイトニング
4. クリアリテーナーによるホームホワイトニング
5. 床タイプリテーナー、アライナーは原則不可

ホームホワイトニングの要点　*26*
1. 種類
2. トレーデザイン
3. レザボア（スペーサー）

ホワイトニングによる知覚過敏対策　*28*
1. 過酸化水素濃度と知覚過敏
2. 効果的な知覚過敏抑制剤

3章　症例　……　31

矯正歯科にホワイトニングを取り入れる意義　*31*
- 症例1　舌側矯正で治療した第二大臼歯の頬側転位を伴う過蓋咬合症例
- 症例2　舌側矯正とホワイトニングを併用した審美的矯正治療
- 症例3　ホワイトニングを併用した上下顎前歯部叢生を伴うオープンバイトの抜歯治療症例
- 症例4　矯正再治療による上下顎前突、抜歯症例。矯正歯科治療後のホワイトニングの併用
- 症例5　上顎前歯部叢生を伴う大きなオーバージェットを有するAngle Ⅱ級の抜歯治療症例。矯正歯科治療後のホワイトニングの併用

メインテナンス（定期管理）　*52*

ホワイトニング専門機関との連携　*52*

4章　ホワイトニングスキルアップ情報　……　53

ホワイトニングコーディネーターを取得しよう　*53*
1. 認定講習会、認定試験
2. 「ホワイトニングエキスパート」も

ホワイトニング情報ガイド　*54*

付表 Q＆A　……　56
おわりに　椿　丈二　……　58
著者略歴　……　59
奥付　……　60

註）Q＆Aでは患者の質問頻度の高い全14の質問と回答例を収録している。

〔凡例〕

● 専門用語は執筆者に従っている。一般用語は当社規定による。
● 図表No.は各章ごとに1から順次付記している。但し3章の症例は、各症例ごとに1から順次図表No.を付記している。
● 著者略歴は巻末に、定価は奥付およびカバーに記載している。

1章 ホワイトニングの原理を知ろう

椿　知之

▌歯が白くなる機序

1. 主原理

　ホワイトニングに使用される薬剤には、通常過酸化水素が使用されます。不安定な過酸化水素が水と酸素に分解するときに放出されるフリーラジカルのスーパーオキシド、ヒドロキシラジカル、ヒドロペルオキシラジカルなどが、着色有機質の二重結合部分の電子を奪って安定化します（酸化反応）（図1）。

　二重結合が切断された高分子の着色有機質は、低分子化され、これによって無色化することにより歯の明度が上がり白くなります。このフリーラジカルは、エナメル葉、エナメル叢、エナメルクラックなどを通して象牙質まで達していることがわかっており、エナメル質中の着色有機質だけでなく、象牙質の色も薄くなってきます。

　図1はニンジンなどに含まれる赤色β-カロテンの模式図ですが、フリーラジカルがβ-カロテンの二重構造を切断することにより、低分子で色の薄いビタミンAが2つできます。これを繰り返すことで、より低分子で色の薄い物質へと変化していきます。

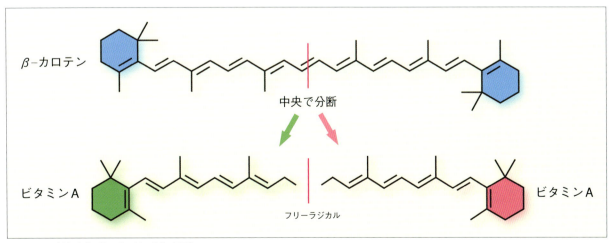

図1　二重結合部分の切断（模式図）

過酸化水素の分解は、熱や光（特に紫外線）、金属触媒等によって分解速度が速まるため、オフィスホワイトニングには光照射器や加熱装置が補助的に使用されます。

また発生するフリーラジカル中、ヒドロペルオキシラジカルが最もホワイトニング効果が高くなります。ヒドロペルオキシラジカルは、アルカリ性下で多く発生するため、最近のホワイトニング剤は、酸性で保存され、使用直前に中性〜アルカリ性にしてから使用する製品が多くなってきています（図2）。

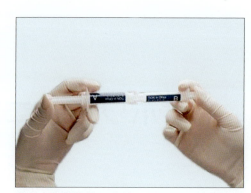

図2　使用直前に中性〜アルカリ性にして使用する最近のホワイトニング剤

ホームホワイトニングに使用される過酸化尿素は、まず過酸化水素と尿素に分解され、分解で生じた過酸化水素が前述と同じ効果を発揮して歯を白くします。なお10％の過酸化尿素から、約3.6％の過酸化水素が発生します。

2. エナメル質表面の光の乱反射

pHの低い薬剤を使用してホワイトニングを行うと、ホワイトニング直後にエナメル質表層が脱灰し、凹凸ができるため光の乱反射により黄色い象牙質をマスキングして白く見えることがあります。しかし、この現象は、唾液の緩衝作用によってpHが中性に戻り、エナメル質が再石灰化するため、術後数時間以内に元に戻ります。

前述のようにホワイトニングに使用される過酸化水素水は、保存性の問題から通常酸性に調整されていますが、最近のホワイトニング剤は使用する直前に中性〜アルカリ性にして使用する製品がほとんどです。そのため脱灰は起こらず、この現象もほとんど起こりません。これはホワイトニングの副作用の一つで、原理ではありません。

3. 歯の乾燥

ホワイトニングによってペリクルが除去され、歯が乾燥すると白く見えます（ホワイトアウト）。この現象もペリクルが再生すると元に戻る副作用といえます。

ホワイトニング剤およびホワイトニングに関する法律

1. 粗悪品、模造品に注意

ここで、ホワイトニング剤関連の医薬品医療機器等法や規制について触れておきます。

日本では医薬品医療機器等法（旧薬事法、以下薬機法）で過酸化物を含んだ製品を一般に販売することが禁止されています。これに対しアメリカを含めた複数の国で濃度の差はありますが、過酸化水素配合の製品がドラッグストアなどで販売され、一般の人が入手することができます。海外に行ったときにドラッグストアで購入したものを、ハンドキャリーで国内に持ち込んだり、最近ではインターネットで簡単に購入

1章　ホワイトニングの原理を知ろう

することも可能になっています。ただインターネットで売られている製品の中には、粗悪品や模造品、また医療機関でしか扱えないような高濃度の製品も見受けられます。これらは少なくとも医師の指導のもとで使用するべきと思われます。

2. 購入した本人が使用する場合

　海外で購入した製品や、インターネットで購入した製品を、輸入した個人が自分で使用することは認められています。ただ、これらはすべて自己責任の下で使用されますので、事故などが起こったときには保障されません。

　実際にインターネットで購入した高濃度のホームホワイトニング剤を使用し、重度の知覚過敏になったり、歯肉が退縮する事故も起こっています。また、お湯で成形するタイプのマウスピースに、40％以上の高濃度の過酸化尿素を入れて使用するタイプの製品もあり、誤飲してしまった場合、重大な事故につながる恐れもあります。このような製品は使用しないよう、患者さんへの指導を徹底していただきたいと思います。

　また、これら個人輸入した製品を他人に譲渡や販売することは、薬機法で禁止されています。

3. 歯科医師が輸入し、治療に使用する場合

　歯科医師が治療の目的で薬剤を輸入して使用する場合、厚生労働省に薬監申請を行う必要があります。申請をして許可が下りれば、薬剤を輸入して使用することができます。ただし歯科医師個人が使用する目的で輸入した場合や、海外で購入してきたものを許可なく国内に持ち込んだ場合は、治療に使用することはできません。また他人に譲渡、販売することもできません。輸入した薬剤に関してのトラブルは、すべて歯科医師個人の責任になりますので、十分に注意して使用することが重要になります。

　日本国内では過酸化物の一般販売が禁止されていますが、これは日本人の口腔内状況があまりよくないことに起因していると思われます。患者さんはそれほど重大には考えていませんので、自己判断で海外製品を使用するリスクをしっかりと伝えることは、医療関係者である我々の責務です。

4. セルフ式ホワイトニング

　一般的な歯のホワイトニングは、歯科医師が開設する歯科医院でしか施術を行うことができませんが、最近ではエステティックサロンなど歯科医院以外で歯のホワイトニングを取り扱うところが増えています。今までの歯のホワイトニングは、歯のクリーニングを行った後、医薬品である過酸化水素もしくは過酸化尿素を使用する医療行為のため、歯科医院で歯科医師もしくは歯科衛生士しか施術できなかったのですが、この方法を工夫することで歯科医院以外の一般の店舗でもホワイトニングができるようになっています。

　現在エステなどで行われているホワイトニングは、酸化チタンやポリリン酸ナトリウムなど市販の医薬部外品や口腔化粧品を使用して、お客さんが自分でこれを歯に塗り、LEDの光を当てて行うセルフエステ方式になっています。

　市販品を使用したセルフエステで行うことで、歯科医師法や医療法、薬機法などに触れずにホワイトニ

ングが可能になっており、現在ではセルフ式ホワイトニングの専門店も多くなってきました（ただしエステティシャンが施術したり、医療用具や医薬品を使用することはできません）。

効果は過酸化水素が全く入っていないため、1回の施術でシェードガイド1～2段階程度です。表面の着色除去と一時的な歯の乾燥で白くなっているので、繰り返し行っても白くなりません。

セルフ式ホワイトニング専門店の中には、この施術をエステと同様に数回のパック販売をしているところもあり、消費者との間でトラブルになっているケースもあるようです。

また医薬部外品の中に、薬機法で禁止されている低濃度の過酸化水素を混ぜたり、無資格者が施術をしたりするところもあるようです。このような行為は日本では違法になります。

一方、アメリカでもショッピングモールで、モールに来たお客さんが自分で行うタイプのセルフ式ホワイトニング（アメリカではキオスクホワイトニングといいます）が人気になっています。日本と違いアメリカでは過酸化水素配合のホワイトニング剤は一般に購入できるため、その場でホワイトニング剤を購入し、自分で歯に塗布し、チェアーに座って光を当てるようになっています。この方法だと歯科医院で数百ドルかけて行うホワイトニングがわずか＄100以下で手軽にホワイトニングができます。これだと施術をするわけではないため、日本と同様、歯科医師は必要ないそうです。薬剤も過酸化水素6％程度ならある程度の効果があり、アメリカの歯科医師の間では問題になっています。

5. 特定商取引とホワイトニング

今まで歯のホワイトニングは医療行為のため、特定商取引の対象外でしたが、昨今の美容医療のトラブル増加を鑑み、2017年12月1日より美容医療が特定商取引の対象となります。具体的には5万円以上で、かつ1カ月以上の契約はクーリングオフが可能になります。ホワイトニングで数回のパック料金が5万円以上の場合や、5万円以上のホームホワイトニングで1カ月以上継続するタイプは注意が必要になります。

■ 安全性についての理解

ホワイトニングはアメリカのニューヨーク大学、ニュージャージー医科歯科大学、ロマリンダ大学、日本では昭和大学、日本大学、日本歯科大学、東京医科歯科大学、岩手大学など多くの大学や研究機関で、その安全性が確認されています。

1. ホワイトニング剤の安全性

ホワイトニングを研究しているアメリカ・ロマリンダ大学のLi教授によると、「ホワイトニングに使用される過酸化水素は1時間に270mg、1日で6,480mg（約6.5g）が人間の肝臓でも生成されており、通常使用されるホームホワイトニング剤の量を飲みこんでも問題はない。ホワイトニングは適正に使用される限りすべてのデータにおいて安全性が確認された。薬剤が身体に与える影響は日常食べている食品と同程度である。」と報告がされています。

なお過酸化尿素を飲み込んだ場合、理論上生体に影響がある量は27.01g/kg、60kgの成人で1670gです。一般的なカスタムトレーからの流出量は2.1mg/hで、14回分でも0.7gしかありません。過酸化尿素をそのまま飲み続ければ問題が生じますが、ホワイトニングに使用した場合の流出量程度では問題がないことがわかります。

1）ホワイトニング施術後のケア

ただし一部のオフィスホワイトニング剤にはpHが5.5以下のものがあり、一時的にエナメル質が脱灰するため、ホワイトニング後にフッ化物を塗布し、フルオロアパタイトの生成を促進させるなど、術後ケアには注意が必要です。

またpHが5.5以上であっても、ホワイトニング直後にはエナメル質の耐酸性が低下して脱灰しやすくなっているため、酸性飲料や酸性食品などの摂取は控えてもらいます（図3）。

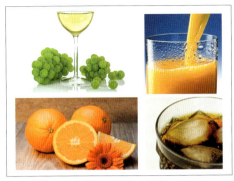
図3　代表的な酸性飲料・食品

2）歯肉保護処置

また高濃度の過酸化水素には腐食作用があるため、ホワイトニングに際しては歯肉に薬剤が付着しないよう、歯肉保護用のフロアブルレジンなどによる歯肉保護が必要になります（図4）。オフィスホワイトニング剤が発売された当初はラバーダムが使用されていましたが、ラバーダムだけでは歯肉に液が漏洩してしまうため、現在ではほとんど使用されていません。誤って歯肉や皮膚に付着した場合は、付着した部分が白変し痛みを生じるため、すぐに多量の水で洗い流し、ビタミンEの軟膏などを塗布します。過酸化水素の薬剤を誤飲してしまった場合は、ただちに大量の水か牛乳200mlを飲んで希釈します。

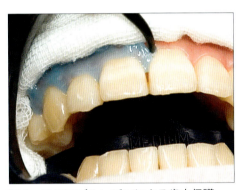
図4　フロアブルレジンによる歯肉保護

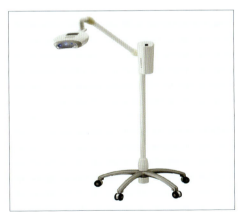
図5　光照射器

2. ホワイトニングに使用される光の安全性
1）照射範囲の歯肉、口唇のガード

オフィスホワイトニングに使用する光は、可視光線領域の波長を使用しています（図5）。ただ中には、波長が近紫外線に近い光（380nm〜420nm）を有するものがあります。380nm以下の紫外線にはメラニン生成作用がありますが、これに近い光でもメラニン沈着の可能性があります。そのため光が当たる範囲の

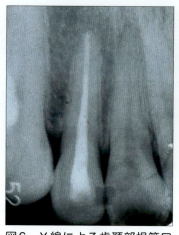

図6　X線による歯頸部根管口の封鎖を確認

歯肉および口唇のガードは不可欠です。また光線過敏症など、紫外線に当たることが禁忌となっている患者さん、光線過敏症を誘発する薬剤を服用している方への光照射には十分に注意が必要です。

オフィスホワイトニングに使用される機械で、光強度の高いもので発熱するものがあります。この熱ですが、機械によっては上顎中切歯の唇側面で50℃近くになるものもあります。歯の神経は5.5℃以上上昇すると歯髄炎になってしまいますが、ホワイトニングの時に、ホワイトニング剤を適正な厚み（1～2mm）で塗ることによって、ホワイトニング剤表面の温度は上昇しても、歯面温度は37℃に達しなかったことがアメリカの有名な研究機関であるCRA（Clinical Research Associates）の実験でわかっています。

ただし、ホワイトニング剤を塗布せずに光強度の高い機械を使用した場合、歯面温度が上昇し、歯髄炎などを発症する可能性があります。また口唇に光強度の高い光源を近づけすぎると、火傷の原因になります。

ホワイトニング剤が口唇に付着したまま長時間ライトを当てると、皮膚が炎症を起こし腫脹することがあります。特に低濃度の薬剤では、付着してすぐに症状が現れないため、十分な注意が必要です。薬剤が付着したことがわかったら、すぐに施術を中断し、薬剤を完全に拭き取る必要があります。

2）X線診査が必須－ウォーキングブリーチ

失活歯のホワイトニングの一つに、ウォーキングブリーチという方法があります。数年前まで保険適用だったため、多くの歯科医院で行われていました。このウォーキングブリーチで髄腔内に発生したフリーラジカルが歯根膜腔に拡散すると、痛みが出て、数年後に歯根の外部吸収や歯槽骨の吸収が起こる可能性が報告されています。根尖方向にフリーラジカルが拡散しないよう、根管充填がしっかりと行われていることをX線診査で確認し、歯頸部根管口を緊密に封鎖することが必要となります（図6）。

予後があまりよくないことに加えて、保険から外れたこともあり、近年、ウォーキングブリーチを行う歯科医院は減少しています。

ホワイトニングのう蝕予防効果

ホワイトニングを行った歯にはう蝕の発生率が低いのではないかと漠然と感じられていました。実際にメインテナンスで通われている患者さんの多くは、新たなう蝕がほとんど発生していませんが、これはホワイトニング後にフッ化物を作用させることと、歯を白くすることで患者さんが口腔内に興味をもち、口腔ケアを丹念に行っていただけること、また定期的にメインテナンスに来院され、プロフェッショナルクリーニングを受けられることなどの理由によると考えられていました。

1. 再石灰化と耐酸性促進作用

しかし、2004年の日本大学松戸歯学部池見らの研究によると、ホワイトニング後にフッ化物を作用させた場合、通常の状態よりもフッ素を取り込みやすい状態になり、フルオロアパタイトの生成が促進され、ホワイトニング前のエナメル質に比べて耐酸性が向上することが確認されました。

また2009年の神奈川歯科大学の向井らによる研究では、35%の過酸化水素を使用した12クールのホワイトニング後のエナメル質を人工唾液中に侵漬した結果、pHの低いホワイトニング剤によるホワイトニングによって無機質が溶出した後でも、フッ化物を作用させることなく唾液中の無機質により、漂白前よりリン酸基の含有量が多く安定したアパタイトによる再石灰化が起こることがわかりました。さらに2016年には、すでにエナメル質の表層下脱灰病巣でも、オフィスホワイトニングによって唾液中のリン酸基が病巣に取り込まれ、再石灰化が起こったことが学会で発表されています。

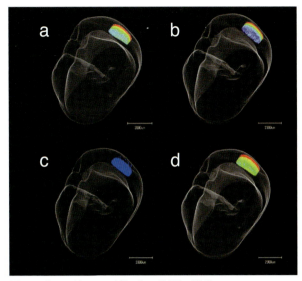

図7　ホワイトニングによる歯質の強化
　　赤：石灰化度が高い部分
　　青：石灰化度が低い部分
　　a　ホワイトニング前
　　b　ホワイトニング直後
　　c　ホワイトニング1日後
　　d　ホワイトニング1週間後

("Micro-structural integrity of dental enamel subjected to two tooth whitening regimes" Archives of Oral Biology, Vol 55, Number 4, April 2010.
Department of Oral Biomaterials and Technology, Division of Aesthetic Dentistry, Showa University School of Dentistry, Reina Tanaka, Yo Shibata, Atsufumi Manabe, Takashi Miyazaki)

2011年の昭和大学の田中らによる研究で、35%の過酸化水素を使用したオフィスホワイトニング後のエナメル質を人工唾液中に侵漬した結果、エナメル質中のミネラルの再配分が起こってエナメル質深層の石灰化度が高まり、耐酸性が向上することが確認されています。つまりホワイトニングによって歯を強化し、う蝕を予防することがわかってきたのです（図7）。

2. う蝕予防のためのホワイトニング時代へ

これらの結果から、たとえpHの低いホワイトニング剤を用いてエナメル質表層の一時的な脱灰を起こした場合でも、通常の口腔内の環境下では、速やかに再石灰化が起こり、ホワイトニング前よりも耐酸性が高まり、う蝕予防の効果もあることがわかってきました。歯を白くするだけでなく、う蝕予防や初期う蝕治療のためにホワイトニングを勧めていく時代はもうすぐそこまで来ています。

第1章では、ホワイトニングの原理、ホワイトニング剤関連の法律や規制、ホワイトニング剤のう蝕予防効果について述べてきましたが、次の第2章では、矯正歯科にも応用可能なホワイトニング剤にフォーカスして、その特性や使用方法について述べてみたいと思います。

2章

矯正治療とホワイトニング

椿 知之 / 椿 丈二

　矯正治療を希望する患者は、審美的要求の高い場合が多く、その要望に応えるようにさまざまな審美性を考慮した包括的歯科治療を矯正治療に取り入れていくことが必要となっています。
　2章では、矯正治療前、矯正治療中、矯正治療後のホワイトニングについて、その施術方法や適用するホワイトニング剤の種類や特性を中心に解説していきます。

矯正治療とホワイトニングの患者ニーズ

　リンガル矯正の患者とホワイトニングを希望する患者には共通するニーズがあり、その特性を把握することで患者さんの満足度を上げることができます（図1）。そこで、以下の各項についての関連資料を基に、その共通するニーズの実態を探ってみます。

- リンガル矯正とホワイトニングとの相関性
- リンガル矯正とホワイトニングのNeeds（需要）
- 患者統計からの年齢・性別を考慮したNeeds

　まず、日本臨床矯正歯科医会の調べた「年齢・性別矯正相談件数」によると、20代、30代の女性からの相談件数がもっとも多いことがわかっています（図2）。

　また、アラインテクノロジー・ジャパン社が、日本、アメリカ、中国の一般男女600名（各国200名）を対象に、比較調査を行ったところ、日本は他の2国に比べて、矯正の治療率や治療意向が低いという実態が明らかになっています（図3）。

　日本で歯列矯正は、できれば隠したい、見られたくない、目立たせたくない、というカテゴリーに入っていますが、矯正歯科治療の普及が欧米ほど高くない理由の一つと言えるでしょう。

　また別の団体や会社が行った日本人の歯の色に関する意識調査では、歯並びを大きく上回る割合で、ホワイトニングへ

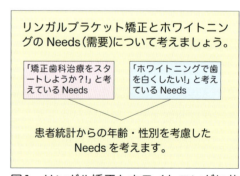

図1　リンガル矯正とホワイトニングに共通する患者Needs

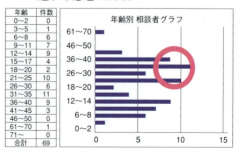

図2　「矯正歯科何でも相談」白書
（日本臨床矯正歯科医会調査より改変）

2章　矯正治療とホワイトニング

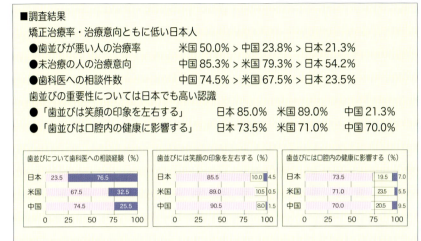

図3　日本人の歯並びに関する意識
　　調査対象
　　　東京、ニューヨーク、上海の20代〜40代の一般男女600名（各国200名）
　　調査方法
　　　インターネットリサーチ会社によるアンケート調査
　（資料：アラインテクノロジー・ジャパン、改変）

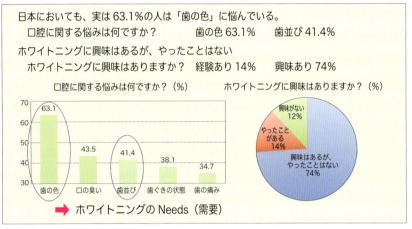

図4　日本人の歯の色に関する意識
　　左：歯科医療機器産業ビジョン調査（2005年）
　　右：Pretty Online調査（2010年）

の潜在的ニーズが非常に高いことがわかります。

　女性を対象にした「歯のホワイトニング」に関する調査においても「興味がある」もしくは「やったことがある」と回答した人の合計は実に88％にのぼっています（図4）。

　ただ、「値段が高い」「白すぎると気持ち悪い」「漂白剤が歯に影響を与えないか心配」という声もあり、これらがネックとなってホワイトニングへはつながりにくいことが考えられます。しかし、歯の色に関する悩みをもっている人が非常に多く、ホワイトニングに興味をもっている人も多くいることが調査結果から見えてきます。

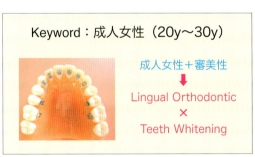

図5　キーワードは「見えない矯正」＋「ホワイトニング」

　これらの事実を勘案すると、20歳から30歳代の女性における審美性を考慮した歯科治療のキーワードは「成人の見えない矯正」＋「ホワイトニング」になると思います（図5）。

　ホワイトニングを受ける人の3割以上が矯正治療に興味をもつ潜在的な患者がニーズとして存在することになり、また、すでに矯正治療を受けた人を含めると、ホワイトニングを受ける人の半数以上が矯正治

療のニーズと一致することになります。

ホワイトニングの進め方と留意点

　リンガル矯正治療は、基本的に唯一、マルチブラケットによる歯列矯正を行いながらオフィスホワイトニングが可能であり、そのことは、患者さんに治療の上で大きなメリットがあると思われます。

　また、ホワイトニングを行いながらリンガル矯正治療を行うことは、長期わたる矯正期間の中で「きれいな歯」を保つためにモチベーションを持ち続ける大きな要因になり得ると考えられます。

　また、リンガル矯正だけでなく、唇側に装置を装着した場合も、いろいろな条件や制約はあるものの、薬剤の選択や施術法を工夫することによりオフィスホワイトニングが可能となる場合もあります。詳しくは後述していますが、これらを含め、ホワイトニングをどのように矯正臨床の中で活かしていくかを、矯正治療前、矯正治療中、矯正治療後の3つに分け、その留意点とともに考えてみましょう。

　まず、上記した3つのいずれのホワイトニングを行うにしても、その成功の鍵は以下の3点にかかっていると言っても過言ではありません。

1）症例の選択

　ホワイトニングを行うにあたり、テトラサイクリン症などの薬の副作用による変色歯については画一的な白さにはならないことをよく理解しておいてください。

　また、知覚過敏症のある場合にもホワイトニング時には注意が必要ですし、広範囲にわたり痛みが大きいような症例ではホワイトニングが適さない場合もあります。

2）インフォームドコンセント

　知覚過敏など、予期されることやホワイトニングの種類の選択など、矯正治療と同じように患者さんによく説明をし、同意を得たうえで施術をしましょう（図6）。

3）ホワイトニングの時期

　表側からの矯正治療を行う場合には、装置が外れるまでメインテナンスや再度のホワイトニングはできなくなりますので、あらかじめ患者さんに説明しておくことが大切です。

　また、リンガル矯正中のホワイトニングでは、そのタイミングが重要になります。

矯正治療前のホワイトニング

　口腔衛生の観点からクリーニングを定期的に受けることは重要です。また、唾液が少なく乾燥した口腔内はステインがつきやすい状態になるので、口呼吸などの習癖や叢生をはじめ、上顎前突症（Ⅱ級1類）、開咬の不正咬合は歯への着色の原因になます。矯正治療を受けることで歯への着色も少なくなり、歯磨きもしやすくなります。せっかくホワイトニングをしても不正咬合がある場合には色戻りも早くなるリスクが高くなります。

	知覚過敏の出現率 N（%）				P値
	施術直後：ホワイトニング後の知覚過敏の有無				.01
	全くない	ほとんどない	多少ある	非常にある	
過酸化水素＋光照射	15 (51.7)	10 (34.5)	3 (10.3)	1 (3.4)	
過酸化水素のみ	25 (86.2)	3 (10.3)	1 (3.4)	0 (0.0)	
光照射のみ	27 (93.1)	2 (6.9)	0 (0.0)	0 (0.0)	
	施術1週間後：継続的な知覚過敏の有無				.02
過酸化水素＋光照射	10 (40.0)	10 (40.0)	3 (12.0)	2 (8.0)	
過酸化水素のみ	11 (47.8)	7 (30.4)	3 (13.0)	2 (8.7)	
光照射のみ	21 (93.1)	2 (8.7)	0 (0.0)	0 (0.0)	
	施術3カ月後：現在の知覚過敏の有無				NS
過酸化水素＋光照射	24 (88.9)	34 (11.1)	0 (0.0)	0 (0.0)	
過酸化水素のみ	23 (79.3)	5 (17.2)	1 (3.4)	0 (0.0)	
光照射のみ	26 (89.7)	3 (10.3)	0 (0.0)	0 (0.0)	
	施術6カ月後：現在の知覚過敏の有無				NS
過酸化水素＋光照射	25 (86.2)	4 (13.8)	0 (0.0)	0 (0.0)	
過酸化水素のみ	22 (78.6)	5 (17.9)	1 (3.6)	0 (0.0)	
光照射のみ	21 (72.4)	7 (24.1)	1 (3.4)	0 (0.0)	

図6　ホワイトニングによる知覚過敏の出現率
（J.M. Goodson, M. Tavares：Light augmentos tooth whitening with proxide, JADA, 134：173, 2003.）

1. 矯正治療前はオフィスホワイトニングで

　矯正治療前では、さまざまな歯列不正がみられます。犬歯の低位唇側転位など、大きな転位歯を伴う歯列不正があるとマウストレーがスムーズに入らないため、トレーの転位歯部を切るなどの工夫が必要になってきます。したがって、大きな歯列不正の矯正治療前のホワイトニングは、一般的にホームホワイトニングではなく、オフィスホワイトニングを選択します。

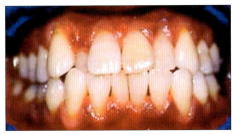

図7　オフィスホワイトニングによる犬歯唇側転位部分

　犬歯の低位唇側転位症例でも、オフィスホワイトニングであれば、唇側転位の部分も、舌側転位の部分も白くすることは可能です（図7）。

　ただ、図のように、側切歯がかなり舌側に転位している場合、光を使用するオフィスホワイトニングでは、このままマルチアーチの光をあてても、光が届きにくいために効果の差が出る場合があります。このようなケースには光を必要と

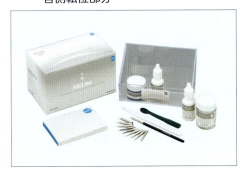

図8　ハイライト（松風）

しないオフィスホワイトニング剤、日本で販売されているホワイトニング剤を例にとれば、ハイライト（松風）などが適応かと思います（図8）。

　ちなみに、アメリカでは、オランダのフィリップス社が光アクチベートの特許を持っているため、光を使用したホワイトニングは非常に少なく、ライトを作ってはいても、ホワイトニングのシステムとして作ることができません。したがって、現在アメリカで販売されているホワイトニング剤の多くは光を必要と

しない製品です。

その代表がウルトラデントのオパールエッセンスブーストです（図9）。次ページのティオンオフィスと同様、シリンジをジョイントさせてペーストを混ぜて使用します。アメリカでは40％という一番濃度が高い過酸化水素製剤で、光を必要としません。

1章でも書きましたが、最近のホワイトニング剤はpHを中性にしてから使用します。過酸化水素は長期間保存の観点から酸性で保存しますが、使用直前に混ぜることによってpHを約7にしています。ただ、そのために、混和後は約2カ月の間に使用しなければならないということです。

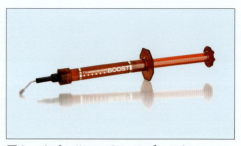

図9　オパールエッセンスブースト（ウルトラデント社）

オパールエッセンスブーストは光が不要なため、光照射器など特別な機械を購入する必要はありません。ただ、光を使用しない薬剤は過酸化水素濃度を高くする必要があるため、知覚過敏に注意が必要です。

2. 唇側矯正予定者にはきちんとした説明と同意を

次に、通常のブラケットタイプによる矯正治療を予定している場合、あえて矯正治療前のホワイトニングが必要かどうかという問題があります。このような患者さんには、あらかじめきちんと説明しておかないと、クレームあるいはトラブルになります。

舌側矯正やアライナー矯正治療であれば問題ありませんが、通常のブラケットタイプによる唇側矯正では、装置を装着すると、ほとんど歯が見えず、ホワイトニングをした意味がなくなってしまいます。したがって、矯正治療前にどうしてもホワイトニングをしたいという患者さんには、想定される問題をもれなく説明し、同意を得ておく必要があります。

審美的なセラミックブラケットを用いた場合であっても、ホワイトニング後のメインテナンスが難しく、色戻りが起こってきます。

矯正治療中のホワイトニング

1. タイミングは歯の移動の遅滞期間

リンガルブラケット矯正による治療中のホワイトニングは、長い治療期間の中で「きれいな歯並び」への高いモチベーションを維持し続けることに大きく寄与していると考えられます。

しかし、矯正治療中にホワイトニングを行うにはいろいろな配慮や注意が必要になります。特に、ホワイトニングのタイミングが大きなキーポイントとなります。

図10、11は桑原先生と平下先生による訳書からの資料ですが、歯の移動の3層というものがあり、たとえば犬歯の傾斜移動に60gの力をかけた場合、矢印と矢印の間が遅滞期間になるとのことです。150mgをかけた場合は、遅滞期間が少し長くなり、この遅滞期間中であれば、痛みがそれほどなくホワイトニン

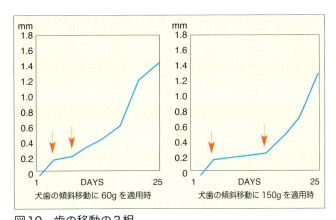

図10　歯の移動の3相
(A.A. Gianelly, H.M. Goldman著「歯科矯正の生物学背景」桑原洋介/平下斐雄監訳より改変)

矯正治療中のホワイトニング

最適時期のガイドライン
矯正力4日後〜約2週間

歯の移動の遅滞期間	矯正力適用時の疼痛
60g(弱い力)による歯の移動の場合：4〜8日までの5日間	力の大きさに比例
	ホワイトニング後の疼痛
150g(強い力)による歯の移動の場合：4〜16日までの13日間	プラズマ使用約1週間

図11　矯正治療中のホワイトニング時期

グができるとのことです。

矯正中のホワイトニングの最適な時期ですが、弱い力による歯の移動の場合は、矯正開始後4日から8日目までの5日間の間にホワイトニングを完了させるのが最適とされています。4日から8日ということは、通常、アポイントが1〜2回になってしまいます。したがって、できる限り1回で白くなるシステム、日本ではジーシーのティオンオフィス(図12)、アメリカではズームというような方法が適していると思われます。

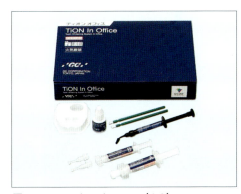

図12　ティオンオフィス(GC)
(オフィスホワイトニング用)

一方、強い力の場合では、矯正力適応時の疼痛が平均3日間は出るといわれていますので、矯正治療開始後4日から16日の間にホワイトニングを完了するようにします。したがって、矯正中のホワイトニングは矯正力付加後、4日から2週間ぐらいの間に行うようにします。

2. 舌側矯正装置が原則、唇側矯正に有効な薬剤も

ブラケットを使用した矯正治療中は、原則、ホームホワイトニングはできません。しかし、リンガル矯正の場合はオフィスホワイトニングは可能です。

図13は初診時の口腔内写真とセットアップモデルからコモンベースにてリンガルブラケット(クリッピーL)にレジンベースでコアを作製した写真です。

図14のように舌側転位していた側切歯がある程度唇側へ移動し、犬歯の唇側転位が改善してきたレベリング後に、ホワイトニングを行うほうがより効果的な方法となります。その後、リンガル矯正を継続し、治療を完了していきます。

また、唇側装置による矯正中でもできるホワイトニングもあります。

その一つはOTC(オーバーザカウンター)と呼ばれる製品です。アメリカではドラッグストアで販売され

一歩先をいく矯正歯科臨床
矯正歯科とホワイトニング

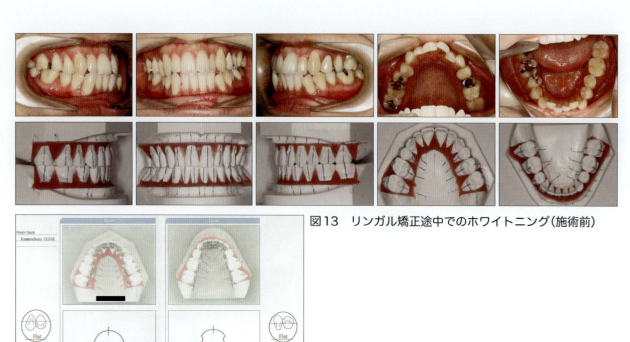

図13　リンガル矯正途中でのホワイトニング（施術前）

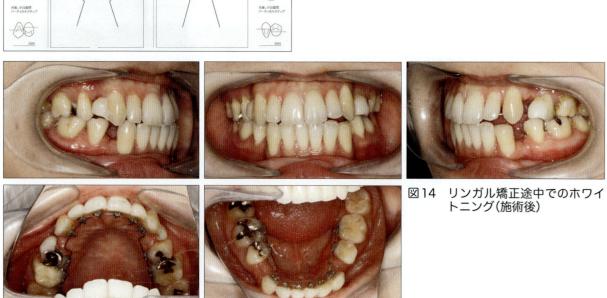

図14　リンガル矯正途中でのホワイトニング（施術後）

ている商品への過酸化水素の配合が認められています。日本でもネットやドラッグストアで買えますが、日本で買えるOTC製品には過酸化水素、過酸化尿素が入っていません。ポリリン酸ナトリウムや酸化チタンがその代用をしていますが、効果はかなり弱くなります。

　OTCホワイトニングで有名なのはクレスト社のホワイトストリップスという製品で、ドラッグストアで売られている一番新しい製品です。図15はプロフェッショナルという歯科医院専売品ですが、14％という高い濃度の過酸化水素を使用しているため、相応のホワイトニング効果が期待できます。歯に貼るストリップスタイプの製品を矯正中に使うかどうかの論議はあるとしても、不可能ではないということです。

歯に塗布するペイントオンタイプもアメリカでは人気があります。ゴースマイルは、一時、日本でも話題となった歯に直接塗るアンプルタイプです。開発者はアメリカの歯科医師のジョセフ・レヴィンで、その後、彼は新しくGIOという製品も開発しています（図16）。

GIOはiPodのような形で、マウスピースの部分にジェルを塗布し、装着後、光を照射するタイプで、矯正治療中の使用も可能です。このGIOはデバイス自体が約300ドルと高額で、ホワイトニング代が高額になってしまいます。したがって、費用の面から考えると、普通のホワイトニングでも充分と思われます。

その他にも、ペンタイプがあります。図17はフィリップス社のズームホワイトニングペンです。ストリップスやマウスピースタイプのものに比べますと、唇側にブラケットが入っていても、塗るだけで白くすることができ、一番手軽に歯を白くすることができます。

もう一つはウルトラデント社のオパールエッセンス "go"（ゴー）があります（図18）。図のようにアプリケーターつきのストリップスになっています。10％と15％の過酸化水素があり、矯正中でも使用可能です。アプリケーターを装着し、唇を閉じて圧接すると、ストリップスが歯につき、そのままホワイトニングができます（図19）。

矯正治療後のホワイトニング

最後は矯正治療後のホワイトニングです。

矯正治療における長期リテンションの重要性や口腔衛生管理という観点からも、矯正治療後にクリーニングも含めた広義のホワイトニングを定期的に行うことはとても大切です。

矯正治療後の保定期間中では、ホームホワイトニングとオフィスホワイトニングのどちらも施術が可能となり、さらには、クリアリテーナーをホームホワイトニングのトレーとして利用することも可能です。

時系列的な症例紹介は次章に譲りますが、この章では、適宜症例写真を交え矯正治療後のホワイトニング

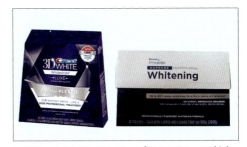

図15　ホワイトストリップス3D WHITE（左）ホワイトストリップスプロフェッショナル（右）（クレスト社）

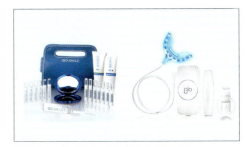

図16　ゴースマイル（左）とGIO（右）

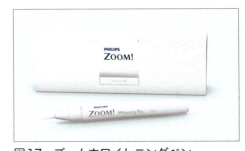

図17　ズームホワイトニングペン（フィリップス社）

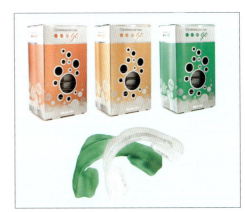

図18　オパールエッセンス "go"（ウルトラデント社）

の手法、問題点について考察してみたいと思います。

1. 残留ボンディング材の除去

図20、21は、ブラケットの周囲にボンディング材が残留していたケースです。当院で行った矯正治療ではないのですが、ホワイトニングをしてほしいということで、そのまま施術しました。施術後、ブラケットがボンディングされていた部分が十分に白くならずに残ってしまいました（図20）。

矯正治療が終了した患者さんの場合は、ボンディング材が残ってないか注意深く観察し、少しでも残っているようであれば、完全に除去をしてから、ホワイトニングを行う必要があります。

再ホワイトニングをしたことで、犬歯以外はだいぶ薄くきれいになりました（図21）。

また、矯正治療が終了した後に、翼状捻転や叢生の部分に今まで隠れていた充填物が見えてくることがあります。

図22は矯正治療後ではなく、症例としてお見せするのですが、初診時に充填物はそれほど違和感はありません。しかし、ホワイトニング終了後、充填部分が目立ってきます（図23）。充填物はホワイトニングで白くならないため、周りの歯の色に合わせて再充填が必要になります。

注意点としては、初診時にコンポジット充填の存在を指摘して、ホワイトニング後に、充填部分をやり直す必要のあることを伝えておきます。患者さんの中には充填物も一緒に白くなると思っている人もいますので、後々、トラブルになることもあります。

図24、25は初診時にあった古いコンポジット充填を、ホワイトニング後に充填し直したところです。

2. クラック、咬耗にも要注意

矯正治療に限らず、ブラキシズムやクレンチングがあると、クラックが入ることがあります。

クラックはホワイトニング時の知覚過敏の原因になりますので、あらかじめ患者さんに、クラックのあることを伝えて

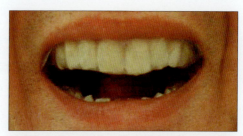
図19 オパールエッセンスのストリップスの圧接

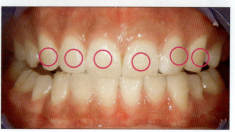
図20 残留ボンディング材によるホワイトニング未完箇所

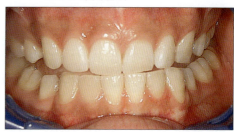
図21 犬歯以外はきれいになった再ホワイトニング後

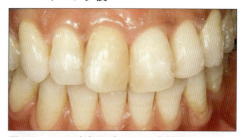
図22 さほど違和感のない充填物

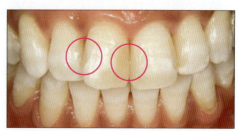
図23 ホワイトニング後、目立ちはじめた充填部分

おく必要があります。

トランスイルミネーターを使用して、歯の裏から光をあてると、クラックが見えてきます（図26）。これを使用しますとクラックや白斑、ホワイトスポット、充填物の存在を確認することができます。

図27はマイクロクラックが多数入っている症例ですが、ホワイトニング時にクラック部からフリーラジカルが拡散し、知覚過敏が発生します。

また、ホワイトニング時に最も知覚過敏の可能性が高いのが咬耗です。この辺は矯正との関連は薄くなりますが、特に下顎前歯の咬耗部分の知覚過敏が出やすくなります。下顎の切端部は咬耗してる割合が非常に高く、低濃度のホームホワイトニングでも下顎がしみるという方が多い理由です。この部分にホワイトニング剤が付着すると、高確率でしみます。

オフィスホワイトニングの場合は、咬耗部分をガードをして行うこともできますが、ホームホワイトニングでは、ガードすることができないため、あらかじめ必ず説明しておく必要があり、知覚過敏の薬剤を併用するよう伝えることが重要になってきます。

矯正治療と咬耗との関係でいえば、反対咬合の治療後、上顎前歯切端部が咬耗していることがあります。一般的に、上顎前歯部の咬耗は少ないのですが、矯正後、上顎前歯の唇側部分なども歯質が薄くなっていて、知覚過敏発現の可能性ががあります。

3. 失活歯のホワイトニング

矯正治療終了後は、すべてのホワイトニングが可能ですが、固定型の舌側保定装置の場合は、カスタムトレーを使用したホームホワイトニングおよびインターナルブリーチはできません。

図28の患者さんは、唇側にブラケットが入ってます。矯正治療後にホワイトニングしても、普通の矯正であれば問題はないのですが、1章のホワイトニングに使用される光の安全性のところでも触れたように、失活歯の場合は少し問題があります。

失活歯のホワイトニングには、アクセスオープニングを行っ

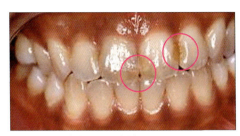
図24　初診時のCR充填

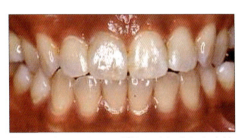
図25　ホワイトニング後にやり直した充填

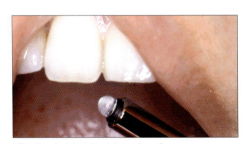
図26　トランスイルミネーター

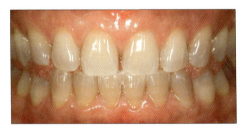
図27　知覚過敏を伴うマイクロクラック症例

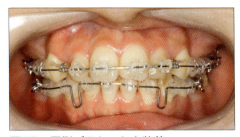
図28　唇側ブラケットを装着

て、ウォーキングブリーチ剤を入れて封入し、これを数回繰り返すウォーキングブリーチという方法がありますが（図29）、予後が良くないこと、保険適用外になったことなどから、現在はウォーキングブリーチはあまり行われていません。

ウォーキングブリーチは、ホワイトニング剤を密封するために、発生したフリーラジカルが根尖方向に拡散します。フリーラジカルが歯根膜に達すると、痛みが出ることがあり、数年後、根や骨の吸収を引き起こすことがあります。

上記の理由から、最近では、あまりウォーキングブリーチは行われなくなってきていますが、インターナルオフィスブリーチといって髄腔内にホワイトニング剤を作用させて、オフィス内で歯の内部からホワイトニングを行う方法もあります。

図30はハイライトによるインターナルブリーチの症例です。1本だけ失活がありますが、アクセスオープニング後に、髄腔内にハイライトを入れて、ホワイトニングを行いました。ウォーキングブリーチとは違って、薬剤を封入せず、オフィスホワイトニング後に、ホワイトニングに使用した薬剤はすべて洗い流すので、全く危険はありません。

前述の通り、固定型の舌側保定装置の場合は、ホームホワイトニングおよびインターナルブリーチはできなくなります。したがって、可徹式の保定装置にするか、舌側保定装置の場合は、保定装置を入れる前にインターナルブリーチを完了しておく必要があります。

どうしてもインターナルブリーチを行えないという場合は、表からだけのホワイトニング（エクスターナルブリーチ）でも失活歯が白くなることもあります（図31）。ただし、変色が少なく、効果が高いホワイトニングが必要であり、やはり、原則インターナルブリーチが必要です。

4. クリアリテーナーによるホームホワイトニング

マウスピース型のクリアリテーナーを使用してホームホワイトニングを行うことも可能です。

ホームホワイトニングは、今、日本では図32に示す4種類があります。

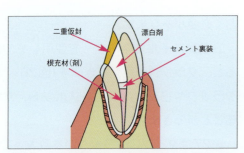

図29　アクセスオープニングによるウォーキングブリーチ剤の注入

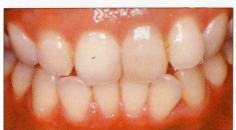
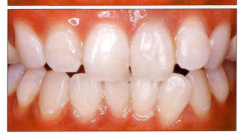

図30　ハイライトによるインターナルブリーチ
　　　上：施術前　　下：施術後

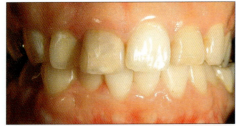
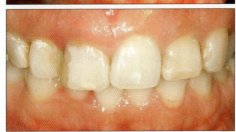

図31　エクスターナルブリーチによるホワイトニング
　　　上：施術前　　下：施術後

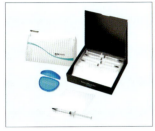 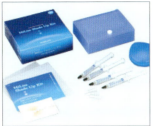 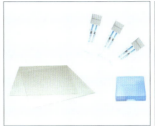 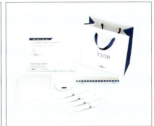

図32　ホームホワイトニング剤
　　　左からNITEホワイトエクセル、ハイライトシェードアップ、オパールエッセンス10％、ティオンホーム

　トレーシートはリテーナー用を使用します。リテーナーとして使うため、ジェル用のレザボア（スペーサー）は入れません。
　使用するジェルは、レザボアを付与しないため、液漏れ防止の観点から粘稠度の高いものを選びます。なぜなら、レザボアが入らないので、どうしてもジェルの保持性が弱くなり、ジェルが漏れる可能性があるからです。
　矯正直後は、知覚過敏が起こる可能性が非常に高くなりますので、ジェルは刺激の少ない低濃度をお勧めします。オパールエッセンスの10％やティオンホームは粘着性が高く、レザボアがなくても液漏れしにくくなっています。ただ、知覚過敏が起こったら中断して、抑制剤を入れて装着してもらいます。
　来院する患者さんの中には、矯正治療後の口腔内の清掃状態があまりよくなく、ブラケット撤去後にう蝕ができてしまっていた人もいます。Ｃ０程度であればホワイトニングは可能ですが、う蝕が大きい場合は、先に充填をしておく必要があります。必要に応じて、ホワイトニング後に色を合わせて再充填を行います。
　また、矯正治療後に歯肉炎になる患者さんもいます。このような場合は、歯肉炎の治療を先に行うといいと思います（図33）。

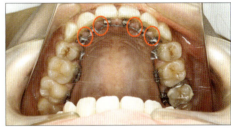
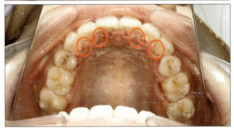

図33　矯正治療中から治療後の歯肉炎

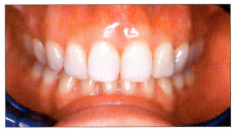

図34　リテーナーの装着を阻害するマニキュア

5. 床タイプリテーナー、アライナーは原則不可

　保定装置に床タイプのラップアラウンドリテーナーを使用する場合は、ホワイトコートやビューティコートなどの歯面コート剤やダイレクトボンディングの使用は不可です。リテーナーをしてるかどうか確認せずに、マニキュアをしてしまうと、リテーナーが入らなくなってしまいます。
　特に、ワイヤーがついてるラップアラウンドリテーナーは、歯のマニキュアを薄く塗るだけで、装着できなくなります（図35）。特にダイレクトボンディングで使用するコンポジットレジンの場合、ワイヤーがコン

ポジットレジンに接触すると黒線が入り、消えなくなります（図35）。適合も悪くなりますので、床タイプのリテーナー使用中はマニキュアやダイレクトボンディングはできません。また、アライナーによるホームホワイトニングは原則不可です。理由は、印象を採ったモデルからアライナーを作製して装着しますが、装着直後には歯牙とアライナーとの間に空隙があり、ホワイトニングのジェルを入れると、液漏れを起こすためです。

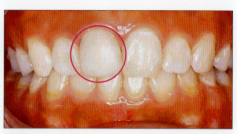

図35　1|のダイレクトレジンボンディング

　ホームホワイトニングなどのトレーを作る際に気をつけなければならない点は、ジェルが漏れないように、適合をしっかりするということですので、アライナーは使用できません。

ホームホワイトニングの要点

　ここで、ホームホワイトニングの種類やトレーデザインについて説明しておきます。
　ホームホワイトニングは歯の型を採り、ホワイトニング用のマウストレーを作り、その中にホワイトニング剤を入れて、自宅で白くする方法です。1989年にアメリカで初めて発売されました。その後、何度も改良され、現在では5％〜38％までの薬剤が発売されています。現在、アメリカの歯科医院ではほぼ100％取り扱っているくらい、ポピュラーな方法です。

1. 種類

　ホームホワイトニングには大きく分けて日中使用するデイタイプと夜間就寝中に使用するナイトタイプに分けられます。

　　ナイトタイプ
　　　寝る前にマウストレーを装着し、就寝中に白くするタイプ。アメリカで発売されているホームホワイトニングはほとんどがナイトタイプです。
　　デイタイプ
　　　日中15分から2時間の使用で効果があります。歯軋りなどナイトタイプの使用ができない場合や早く白くしたい場合に向いています。

2. トレーデザイン（図36）

　1）フルスキャロップタイプ
　　　歯頸部歯肉のラインに沿って切り揃える最もオーソドックスなタイプ
　2）ハーフスキャロップタイプ
　　　歯頸部から約0.5mm歯肉寄りで歯肉を覆って切り揃えるタイプ。低濃度の薬剤に使用。
　3）ショートスキャロップタイプ

歯頸部から約0.5mm歯冠部寄りに短く切り揃えるタイプ。高濃度の薬剤に使用。

4）ノンスキャロップタイプ
（ストレートタイプ）

歯頸部から約0.5mm歯肉寄りでかつ歯冠乳頭を覆い、ストレートで切るタイプ。最も簡単に作製できる。低濃度の薬剤に使用。

3. レザボア（スペーサー）

1）フルレザボア
歯の唇面全体に付与するタイプ。
2）ハーフレザボア
歯の唇面中心部に約半分の面積で付与する。
3）クォーターレザボア
歯の唇面中心部に小さく付与する。
4）ノンレザボア
レザボアを付与しないタイプ。
註）レザボアを付与するかしないかについては、意見が分かれています。使用する薬剤や使用時間、使用するトレーの素材によって選択してください。

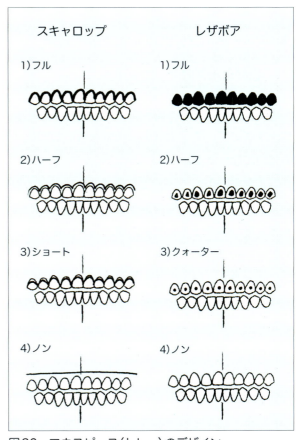

図36　マウスピース（トレー）のデザイン

最後に、「ホワイトニングの進め方と留意点」にも書きましたが、復習を兼ねて、矯正治療前後のホワイトニング成功の秘訣を再度まとめておきます。

- まず、正しい症例選択です。テトラサイクリン歯やホワイトスポットなど、症例によってはホワイトニングが難しいものもありますので、しっかりと症例選択をしてください。
- 矯正治療とのコンビネーションではホワイトニングを行う時期も見極めて、最適な時期を患者さんと相談していただければと思います。
- インフォームドコンセントはちゃんと取っていただくことは言うまでもありません。
- 歯面のクリーニング、特に矯正治療後のボンディング材は、必ずきれいに取っておいてください。
- 矯正後のホワイトニング剤として、やはり高濃度のものはなるべく使用しないほうがいいと思います。
- さらに知覚過敏のコントロールもしっかりとしていただく必要があります。

ホワイトニングによる知覚過敏対策

1. 過酸化水素濃度と知覚過敏

矯正力をかけている歯にジェルをつけると知覚過敏がかなり出ますので、矯正治療中の知覚過敏への対応がやはり一番の課題になります。

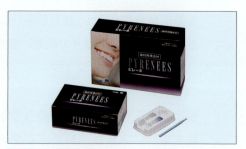

図37 ピレーネ

矯正治療中のホワイトニングでは、高濃度の薬剤はなるべく避けたほうがいいでしょう。先ほどのハイライトやオパールエッセンスのように光を必要としない薬剤は、薬剤だけで効果を上げるため、濃度が高くなります。アメリカの光が不要の同様製品もすべて濃度が高く、ほとんどの製品が35%～40%ですが、この濃度では、矯正中にしみる可能性が高くなります。

また、先ほど紹介しましたフィリップスのズームは強い光を照射する必要があり、知覚過敏が出現する可能性が高くなります

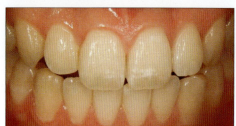
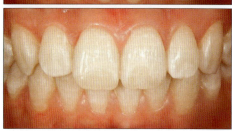

図38 ピレーネによるホワイトニング効果
　　上：初診時
　　下：ホワイトニング後

同じようなタイプのホワイトニング剤に先に紹介したジーシーのティオンオフィスがあります（図12参照）。また、同じジーシーのコスモブルーはハイとミディアムとローと光の強度が選択でき、矯正中にローモードで使用することにより、効果は若干弱くなりますが、知覚過敏回避の点では適しています。

図37に示すピレーネは、3.5%という低濃度の過酸化水素ですので、ほぼしみることはありません。知覚過敏を極力避けたいという患者さんや矯正中の患者さんにぜひ使ってもらいたい製品ではありますが、欠点としては濃度が低いため1回では白くなりにくいという点です。

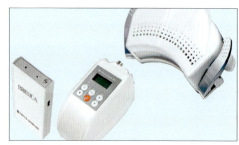

図39 ブリリカビアンコ

ピレーネの特徴としては、380nmから420nmの波長の光にしか反応しません。3.5%というと消毒用のオキシドールと同じ程度の濃度のため、ピレーネ単体では全く白くなりませんが、ピレーネに配合されている二酸化チタンを触媒にすることによって光に反応して白くなります。

図38は初診時とピレーネを4回施術した症例ですが、白くなっているのがわかります。

ピレーネを使用しても効果が弱いと考えられている先生も多いと思いますが、使い方と、光の波長の問題とも考えられます。ティオンに使用するコスモブルー（GC）やブリリカビアンコ（東京技研）などは問題あり

2章　矯正治療とホワイトニング

ませんが(図39)、ビヨンドやポーラス(JBA)など波長の長い光では全く効果が出ません。

また、お手持ちのキュアリングライトなどを使用することもできるのですが、やはり波長の確認は必要です。特に今はほとんどがLEDになり、波長域が限定されているため、機種によっては380nmから420nmの波長が全く出てないLEDもあり、そういったものを使用しても全く効果がありません。

2. 効果的な知覚過敏抑制剤

知覚過敏の対応としては、塗布法、トレー法、簡易トレー法、歯磨き法、洗口法、レーザー法、鎮痛剤の服用などいろいろありますが、ここでは主な知覚過敏抑制剤を紹介します。

図40のスーパーシールは、シュウ酸が配合されており、知覚過敏が出た場合に塗布すると知覚過敏が抑えられます。

図41のスマートプロテクトは、硝酸カリウムが配合されています。

図42はウルトラデントの製品のウルトライーズで、フッ化ナトリウムと硝酸カリウムが配合されていて、アメリカでも評判の知覚過敏抑制剤です。シリンジに入っていますので、ホワイトニング後に直接、歯に塗布するか、ホームホワイトニングのときにトレーに入れて装着します。

図43はバトラーのルートジェルで、ポイント的に使用できる知覚過敏抑制剤です。たとえば、ブラケットの周りなど塗りにくい部分に直接塗布することができる便利な製品です。

MIペーストはジーシーの製品ですが、CPP-ACPというリン酸カルシウムが入っています(図44、45)。直接歯面に塗

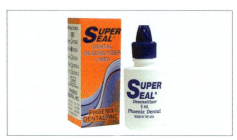

図40　スーパーシール

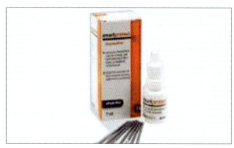

図41　スマートプロテクト

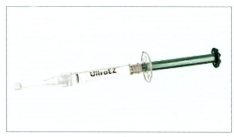

図42　ウルトライーズ

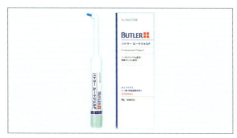

図43　ルートジェル

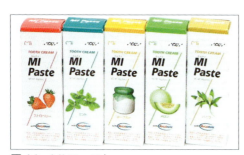

図44　MIペースト

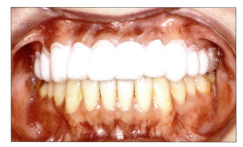

図45　MIペーストの使用

布したり、ホームホワイトニングの場合はマウストレーに入れて使用してもらうといいと思います。

最近アメリカでMIバーニッシュという製品が発売されました。MIペーストの非常に高濃度のCPP-ACPが配合された塗布するタイプで、チェアーサイドで使用するものですが、効果があります（図46）。

知覚過敏が出たときに塗布しますが、バーニッシュで被膜ができるので、ホワイトニング前には使用できません。ホワイトニング後にしみた場合にこれを使用します。

また、ホワイトニングだけでなくても、楔状欠損や重度の知覚過敏の場合に使用してもらうといいと思います。ただ、高濃度のために日本での発売は未定です。

簡単なところではフッ素フォームがあります。バトラーのフローデンフォームはNとAがあり、ホワイトニングの際には中性であるNのほうを使用するといいでしょう（図47）。

ディスポーザブルの簡易トレーにフォームを入れて、舌側矯正中の患者さんに使っていますが、フッ素フォームなら矯正中でも問題なく使用できます（図48）。

ウルトラデントの知覚過敏抑制剤ウルトライーズに新しく簡易トレータイプが加わりました。日本でも入手可能です。オパールエッセンス"go"と同じトレーを使った知覚過敏抑制剤で、これも矯正中の使用も可能です（図49）。

図50は、アメリカで発売されたストリップスタイプのクレストセンシストップという知覚過敏抑制剤です。同社のホワイトストリップス同様（図15参照）、貼るだけで知覚過敏を抑制できます。ホワイトニング中、もしくはホワイトニング後、知覚過敏が出たときに貼布します。

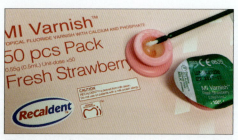

図46　MIバーニッシュ

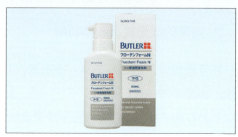

図47　フローデンフォーム

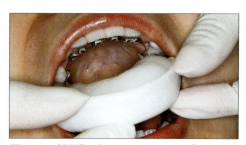

図48　舌側矯正中のホワイトニング

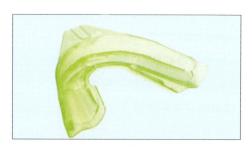

図49　ウルトライーズ（トレータイプ）

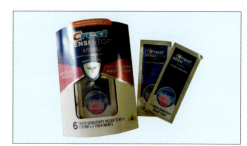

図50　クレストセンシストップ

3章

症例

椿 丈二

▎矯正歯科にホワイトニングを取り入れる意義

　歯列矯正の治療計画の中にホワイトニングを取り入れることは、日常の矯正臨床の中でとても有効と考えられ、その意義と今後の課題などについては、多角的に考察する必要があると思われますが、具体的な症例をご覧いただく前に、以下の各項について再確認しておきましょう。

1) 患者からの審美的要望はより高くなっており、矯正治療の方法や装置の選択に多くの配慮を要することが必要となっている。
2) 特に、審美的矯正治療法を選択する患者では、治療途中や治療後にもさまざまな審美的デバイスを使用することを治療計画に取り入れることが、患者満足度を高める要因とされる。
3) ホワイトニングは、審美的な口腔内への患者の意識を高め、保定への協力度も高めるだけでなく、予防にもつながる。
4) ホワイトニングに関しては、矯正歯科臨床において、多くの矯正歯科クリニックでも導入をしているため、適切な理解と使用法の準用を目的としたガイドラインの作成も必要であろう。
5) 審美と機能を兼ね備えた矯正法を確立していくことは今後のニーズとなっていくと思われる。

　以上のことを念頭に症例をご覧いただきたいと思います。
　また、矯正歯科におけるホワイトニングのメインテナンス、ホワイトニング専門医との連携の在り方については次章に記載しています。

一歩先をいく矯正歯科臨床
矯正歯科とホワイトニング

症例 1

〔症例の要旨〕

- ■タイトル：舌側矯正で治療した第二大臼歯の頬側転位を伴う過蓋咬合症例
- ■初診時年齢：20歳5カ月　女性　治療開始年齢：20歳10カ月
- ■主　　訴：上顎前歯部叢生、うまく噛めない
- ■全身所見：特記事項なし
- ■口腔およびX線写真所見：Angle I級　overjet 4mm　overbite 4.5mm
  大臼歯関係は右側 I 級、左側 III 級を呈し、オーバーバイトは4.5mmと大きい。左側の第二大臼歯は唇側に転位し、そのため下顎の第二大臼歯とすれ違い咬合を呈している。また上下顎の前歯部に中程度の叢生を認める。下顎の第三大臼歯は近心に傾斜しながら半埋伏し、その他の第三大臼歯は萌出途中である。
- ■頭部X線規格写真所見：SNA 85°、ANB 5°で、上顎A点はやや前方に位置し、FMAは38°を呈するため骨格的にはややハイアングルを呈していた。A点がやや前方に位置するが、プロファイルに問題はなく、EL-ULは＋1.5mm、EL-LLは＋2.5mmとなっていた。

〔診断および治療方針〕

- ■診　　断：前歯部過蓋咬合と上顎左側第二大臼歯の頬側転位を伴う Angle I 級の不正咬合
- ■治療方針：上下顎第三大臼歯はすべて術前に抜歯することとした。
  大臼歯関係がほぼ I 級であることと、ALD が上下顎ともに少なく、本人の希望もあり非抜歯で治療を行うこととした。
  オーバーバイトがやや大きいため、上下顎前歯の圧下を目的に、リンガルマルチブラケットを使用し、上顎から装置を装着して治療を開始することとした。
- ■抜歯部位： 8｜8
  　　　　　　8｜8
- ■使用した装置：STb Lingual Multi-BKT

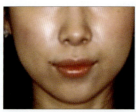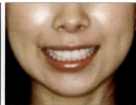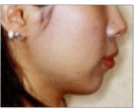

図1　初診時顔貌写真

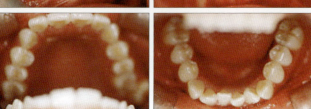
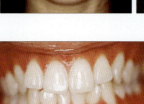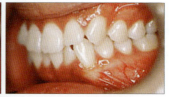

図2　初診時口腔内写真

3章 症例

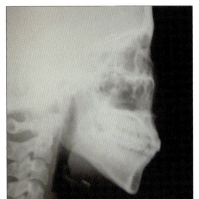

図3 初診時セファロ 　図4 初診時セファロトレース

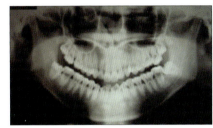

図5 初診時パノラマX線写真

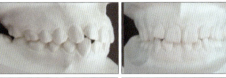
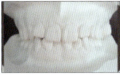
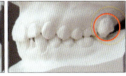
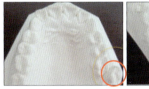
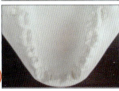

図6 初診時石膏模型

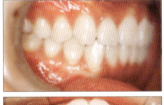
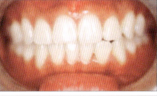
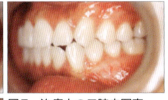
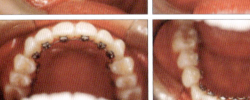
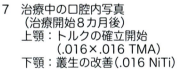

図7 治療中の口腔内写真
　　（治療開始8カ月後）
　　上顎：トルクの確立開始
　　　　（.016×.016 TMA）
　　下顎：叢生の改善（.016 NiTi）

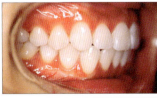
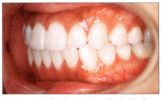
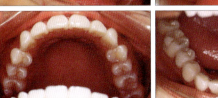

図8 治療終了時口腔内写真
　　（治療開始18カ月後）

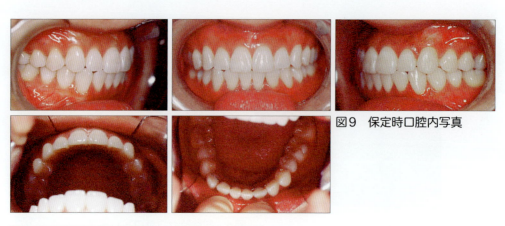

図9 保定時口腔内写真

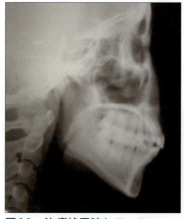

図10 アーチワイヤーシークエンス

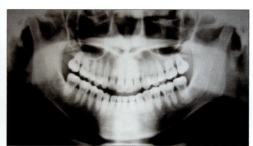

図11 治療終了時セファロ　　図12 治療終了時のパノラマX線写真

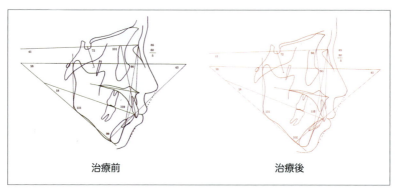

図13 治療前後のセファロトレースの比較

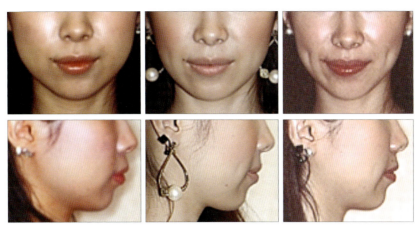

図14　治療前、治療中、治療後の顔貌変化
　　　左：治療前　　中：治療中　　右：治療終了時

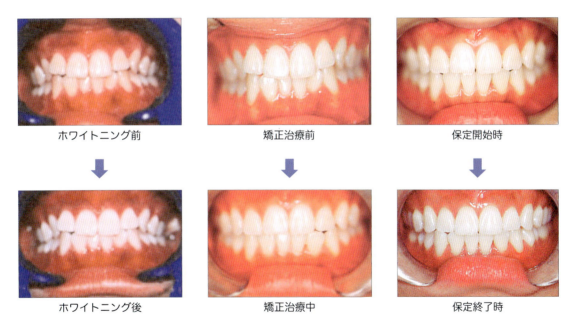

図15　矯正治療前後におけるホワイトニング効果

〔症例1のまとめ〕

　智歯を除き非抜歯にて治療を行ったため、ANB 5°は変化がみられなかった。やや過蓋咬合だった前歯部はoverbite ＋4.5mmから＋2mmに改善し、臼歯部の圧下などは認められなかった。これは上顎前歯部の歯軸方向への圧下によるところが大きく、リンガル矯正において上顎より治療を開始したことによる結果と考えられる。また頬側へ転位していた第二大臼歯を下顎大臼歯と嵌合させたことで咬合が安定し、それによる下顎位の変化はみられなかった。
　さらに、矯正治療前から定期的に行っているホワイトニングの効果により、審美性も大きく改善し、保定への理解と需要性の認識から長期的なリテーナーの装着にも寄与しているものと考えられる。
　矯正治療前のシェードはVita B3からB1へ変化し、その後、矯正治療中もタッチアップホワイトニングによりB1の色調を維持していた。保定後からはさらに明るく白くするため追加のプラズマ・ホワイトニングを行い040までシェードを上げることができた。

一歩先をいく矯正歯科臨床
矯正歯科とホワイトニング

症例 2

〔症例の要旨〕

- ■タイトル：舌側矯正とホワイトニングを併用した審美的矯正治療
- ■初診時年齢：33歳1カ月　女性　治療開始年齢：33歳5カ月
- ■主　　訴：上顎前歯部叢生および噛み合わせ
- ■全身所見：特記事項なし
- ■口腔およびX線写真所見：Angle I 級　overjet 3mm　overbite 2mm
  上下顎共に叢生を認め、上顎両側側切歯は舌側に転位しクロスバイトを呈している上下前歯の正中は1mmずれている。U1–SNは105°と正常であり、L1–MPは101°と下顎前歯は唇側に傾斜している。
- ■顎関節・歯周所見など：約7年前に一時的な両側顎関節部にクリックを経験するが、現症はなく、異常は認められない。クロスバイト部での閉口路における下顎の機能的転位は認められなかった。

〔診断および治療方針〕

- ■診　　断：上顎 ALD −8mm、下顎 ALD −6mm　スケレタルディスクレパンシーから抜歯治療が必要と判断した。
- ■治療方針：叢生および側貌のコンベックス・プロファイルの改善を目的に、抜歯部位は上下顎ともに第一小臼歯とした。
  叢生の量と治療期間より、上顎からマルチブラケット装置を使用して治療を行うこととした。アンカレッジはマキシマムと設定し、アンカレッジ・プレパレーションを行うこととした。
  患者の審美要望により上顎はリンガルブラケット、下顎はエラスティックブラケットを使用して治療を行うこととした。
- ■抜歯部位：　4 | 4
　　　　　　　4 | 4
- ■使用した装置：上顎　Kurz 7th Lingual BKT　　下顎　Alexsander Spirit BKT

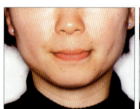
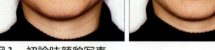
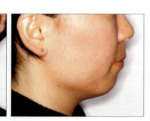

図1　初診時顔貌写真

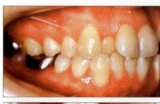
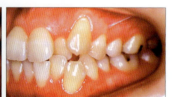
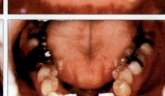

図2　初診時口腔内写真

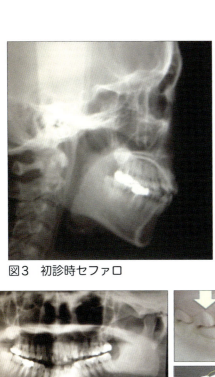
図3 初診時セファロ

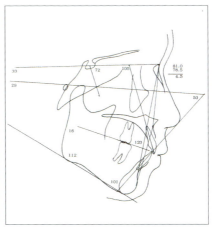
図4 初診時セファロトレース

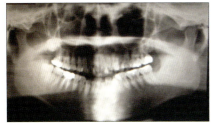
図5 初診時パノラマX線写真

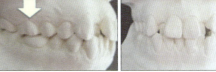
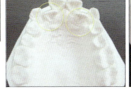
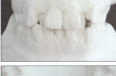
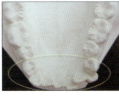
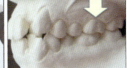
図6 初診時石膏模型

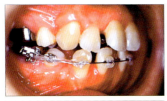
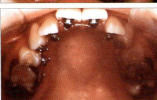
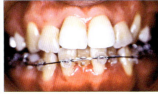
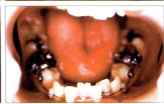
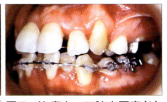
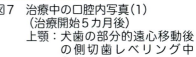

図7 治療中の口腔内写真(1)
（治療開始5カ月後）
上顎：犬歯の部分的遠心移動後
　　　の側切歯レベリング中
　　　(.016 NiTi)
下顎：犬歯の部分的遠心移動中
　　　(.016 SS)

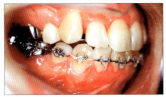
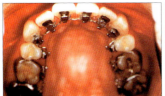
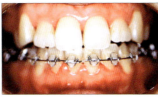
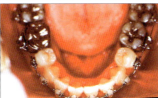
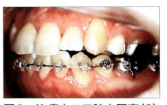

図8 治療中の口腔内写真(2)
（治療開始12カ月後）
上顎：トルク付与
　　　(.0175×.0175 TMA)
下顎：リバースカーブ
　　　(.016×.022 NiTi)

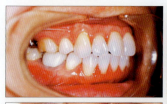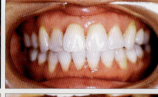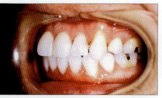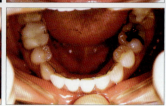

図9 治療終了時口腔内写真
（治療開始2年6カ月後）

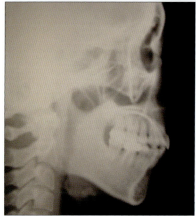

図10 治療終了時セファロ

図11 セファロ分析結果
（代表的項目）

		本格治療または第1期治療開始時	第2期治療開始時	動的治療終了時	保定中（または保定後）
		33歳1カ月	歳 カ月	35歳7カ月	歳 カ月
骨格系	SNA	81.0		80.0	
	SNB	76.5		75.5	
	ANB	4.5		4.5	
	Facial angle	80.0		79.0	
	Y-axis	72.0		73.0	
	FMA	32.0		33.0	
	SN-MP	36.0		37.0	
	Gonial angle	114.0		114.0	
	NB to Pog (mm)	0.5mm		0.5mm	
歯系	Occ. Plane to SN	20.0		19.0	
	U1 to SN	105.0		102.0	
	IMPA (L1 to MP)	98.0		98.0	
	FMIA or L1 to SN	32.0		33.0	
	U1 to Pog (mm)	8.0mm		7.0mm	
	L1 to Pog (mm)	8.0mm		5.0mm	

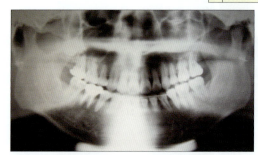

図12 治療終了時のパノラマX線写真

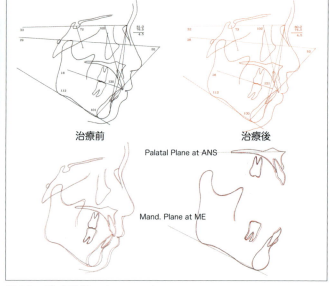

図13 治療前後のセファロトレース

3章　症例

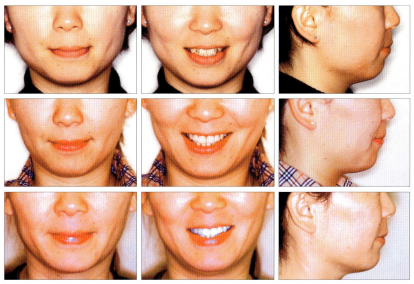

図14　治療前、治療中、治療後の顔貌変化
　　　上：治療前　　　中：治療中　　　下：治療終了時

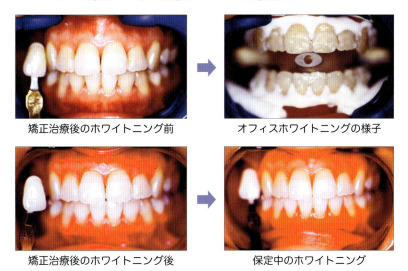

矯正治療後のホワイトニング前　　　　オフィスホワイトニングの様子

矯正治療後のホワイトニング後　　　　保定中のホワイトニング

図15　矯正治療前後におけるホワイトニング効果

〔症例2のまとめ〕

　叢生は大きかったが、上顎前歯部はやや後退した。準備固定を行うことで、大臼歯の近遠心的位置には変化がなく、マキシマム・アンカレッジでリトラクションを行うことができた。
　クロスバイト改善後の下顎の顎位には変化がなく、大臼歯の咬合関係にも影響はなかったので、その後もそのまま治療を行い、歯軸の舌側傾斜によりスペースは閉鎖され、プロファイルは改善された。
　矯正装置を撤去後にすぐ、プラズマ・ライトによるオフィスホワイトニングを行い、色調の変化にも満足を得ることができた。シェードはホワイトニングにより、Vita B3からA1への変化が認められた。さらに保定期間中にホームホワイトニングを上下顎に行うことにより、デュアルホワイトニングの効果としてシェードはB1までアップし、患者の満足度を上げることができ、長期にわたるリテンションの重要性も理解され、下顎は現在も保定を続けている。なお、下顎右側智歯については治療途中で抜歯を行った。

症例 3

〔症例の要旨〕

- ■タイトル：ホワイトニングを併用した上下顎前歯部叢生を伴うオープンバイトの抜歯治療症例
- ■初診時年齢：24歳8カ月　女性　治療開始年齢：24歳10カ月
- ■主　　訴：上顎前歯部叢生および咬み合わせ
- ■全身所見：特記事項なし
- ■口腔およびX線写真所見：大臼歯関係　AngleⅠ級　overjet 4mm　overbite −1.5mm
  正面の顔貌からは開咬のため、口唇の緊張が認められる。また、スマイル時には舌突出の傾向も見られた。側貌では下顎の開大による長貌が認められ、骨格においてSN-MPは48°、FMAは40°となっている。また、SNBは72.5°とやや小さい値を示し、そのためANBは6.5°と大きくなっている。
- ■顎関節・歯周所見など：多数の処置歯を認めるが、欠損歯などはない。また歯周組織の状況に異常は認められない。また顎関節疾患と鼻咽腔疾患は認められない。しかし、口腔習癖として若干のタングスラストを認める。

〔診断および治療方針〕

- ■診　　断：下顎の開大を伴う前歯部開咬の不正咬合と診断し、上顎 A.L.D. −8.0 mm 下顎 A.L.D. −6.0 mm のスケレタルディスクレパンシーから抜歯治療が必要と判断した。
- ■治療方針：上下顎の第三大臼歯は全て術前に抜歯することとした。
  上下顎の前歯部叢生と開咬を改善することと、A点の後退のため、上下顎ともに第一小臼歯を抜歯することとした。前歯部オーバーバイトの改善と上顎大臼歯部の圧下を目的として前歯部 Up&Down 顎間ゴムの使用承諾を得た。主訴の改善を早期に図るため、上顎から装置を装着し治療を開始することとした。上下顎ともにリンガルブラケットを使用して治療を行い、さらにリンガルブラケット矯正治療中にオフィスホワイトニングを行うことで色調の改善も行うこととした。
- ■抜歯部位：　4｜4
  　　　　　　4｜4
- ■使用した装置：上下顎共　Kurz 7th Lingual BKT

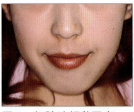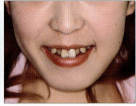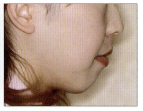

図1　初診時顔貌写真

3章 症例

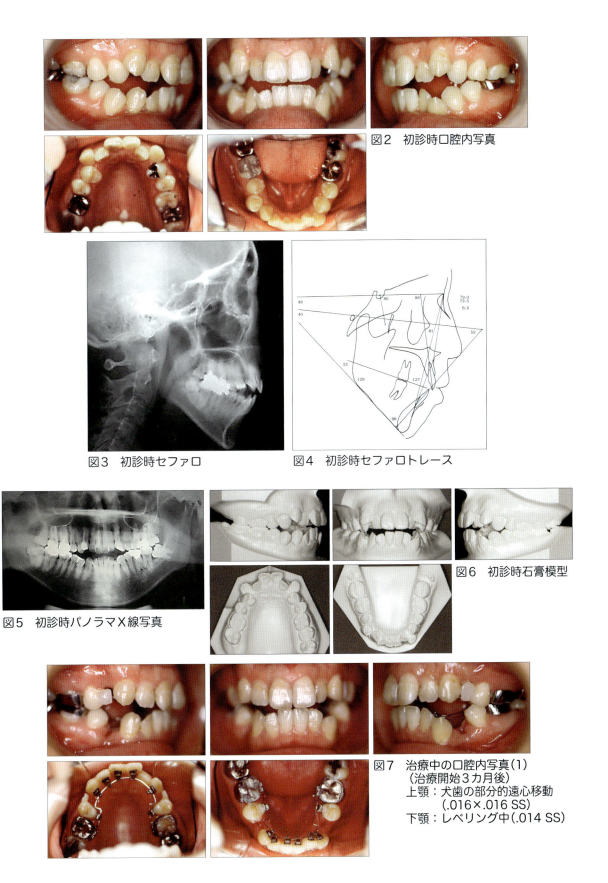

図2 初診時口腔内写真

図3 初診時セファロ

図4 初診時セファロトレース

図5 初診時パノラマX線写真

図6 初診時石膏模型

図7 治療中の口腔内写真(1)
（治療開始3カ月後）
上顎：犬歯の部分的遠心移動
　　（.016×.016 SS）
下顎：レベリング中（.014 SS）

一歩先をいく矯正歯科臨床
矯正歯科とホワイトニング

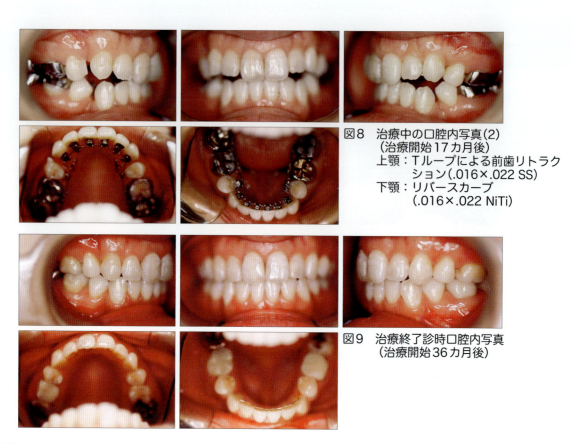

図8 治療中の口腔内写真(2)
（治療開始17カ月後）
上顎：Tループによる前歯リトラクション(.016×.022 SS)
下顎：リバースカーブ(.016×.022 NiTi)

図9 治療終了診時口腔内写真
（治療開始36カ月後）

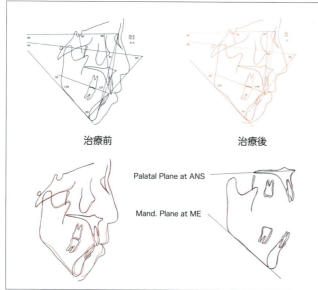

図10 治療前後のセファロトレース

		本格治療または 第1期治療開始時	第2期治療開始時	動的治療終了時	保定中 （または保定後）
		24歳10カ月	歳 カ月	27歳10カ月	歳 カ月
骨格系	SNA	79.0		79.0	
	SNB	72.5		74.0	
	ANB	6.5		5.0	
	Facial angle	81.0		82.0	
	Y-axis	80.0		78.0	
	FMA	40.0		38.0	
	SN-MP	48.0		46.0	
	Gonial angle	129.0		129.0	
	NB to Pog (mm)	0.5mm		1.0mm	
歯系	Occ. Plane to SN	26.0		25.0	
	U1 to SN	96.0		87.0	
	IMPA (L1 to MP)	88.0		87.0	
	FMIA or L1 to SN	52.0		55.0	
	U1 to Pog (mm)	9.0mm		6.5mm	
	L1 to Pog (mm)	7.0mm		4.0mm	

図11 セファロ分析結果（代表的項目）

3章 症例

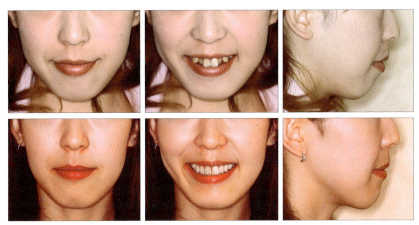

図12　治療前、治療後の顔貌変化
　　　上：治療前　　下：治療終了時

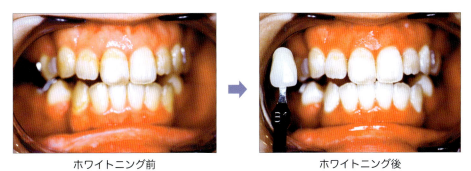

ホワイトニング前　　　　　　　　　　　　ホワイトニング後

図13　ホワイトニング前後の口腔内写真
　　　前歯部の叢生が改善し、レベリングが終了した状態の治療途中でホワイトニングを行った。

〔症例3のまとめ〕

　SNAは79°のまま変化しなかったのは、上顎の前歯部叢生が大きかったために後退が起こらなかったことに起因する。臼歯部の圧下により下顎は反時計回りに回転した。また、そのためSNBとANBも改善した。インターインサイザルアングルの変化は、オープンバイトの改善による歯軸の変化によるものと思われる。上顎大臼歯は歯軸方向に圧下されたことにより、咬合が安定した。

　またオーバージェットの改善により、EL-ULは＋2mmから－1mmへ、EL-LLも＋4mmから±0mmと大きく変化し、プロファイルも大きく改善したため良好な結果を得ることができた。

　さらに、顎間ゴムの使用をより協力してもらえれば、上下顎左側犬歯間の咬合がより緊密にすることができたと思われる。治療前に見られた舌の突出癖については、リンガルマルチブラケットのタングクリブ様の効果により消失し、治療後にも見られなかった。このことも咬合を安定させる要因になったと思われる。

　矯正治療中にプラズマ・ライトによるオフィスホワイトニングを行い、叢生の改善後のホワイトニング効果を得られやすくなった段階でシェードはVita A3.5からB1への変化をみることができた。矯正治療後も定期的にタッチアップのホワイトニングを行うことで、きれいな歯の維持についてのモチベーションも保てており、リテーナーの長期使用にも協力を得ることができている。

症例 4

〔症例の要旨〕

- ■タイトル：矯正再治療による上下顎前突、抜歯症例。矯正歯科治療後のホワイトニングの併用
- ■初診時年齢：26歳1カ月　女性　治療開始年齢：26歳3カ月
- ■主　　訴：2年前に他院にてM.T.M上顎前歯のみの限局矯正を行うも、口唇の突出感を主訴に来院。
- ■全身所見：特記事項なし
- ■口腔およびX線写真所見：大臼歯関係：右側AngleⅡ級、左側AngleⅠ級　overjet ＋3.0mm overbite ＋3.5mm　閉口時に口唇の緊張が認められる。また、下顎前歯もやや唇側へ傾斜しており、オーバーバイトも少し大きくなっていた。2年前に非抜歯にてマルチブラケットによる上顎前歯のみの限局矯正の治療を行っていた既往歴がある。前歯の正中は下顎が右側に1.5mmほどシフトしていた。骨格においてSNAが84.0°でANBは＋7.0°とやや大きい値を示していた。L1-MPは99.0°と大きく下顎前歯が唇側へ傾斜していた。FMAは44.0°とハイアングルのプロファイル示していた。
- ■顎関節・歯周所見など：いくつかの処置歯を認めるが、欠損歯などはない。また歯周組織の状況に異常は認められない。また顎関節部にクリック、疼痛や開口障害などは認められなかった。鼻咽腔疾患は認められない。

〔診断および治療方針〕

- ■診　　断：Angle右側Ⅱ級、左側Ⅰ級の上下顎前突症の不正咬合と診断し、左右側の大臼歯関係と上下顎前突症から上顎左右側と下顎左側のみ抜歯治療が必要と判断した。
- ■治療方針：上顎の左側第三大臼歯のみ既に抜歯されていたが、ほかの第三大臼歯は完全に萌出していた。上下顎前歯の突出とオーバーバイトを改善することと左右側大臼歯の前後関係および下顎の叢生量は中等度でL1-MPの角度は99.0°となっていることから、上顎は左右側の第一小臼歯を抜歯し、下顎は左側のみの第一小臼歯抜歯にて治療を行うこととした。治療後の大臼歯関係は右側Ⅱ級、左側はⅠ級とする治療計画とした。上顎から装置を装着し治療を開始することとした。上顎はリンガルブラケットを使用して治療を行い、下顎は単結晶サファイアのセラミックブラケットを使用し、審美的矯正治療法で行うことにした。さらに、矯正治療後にオフィスホワイトニングを行うことで色調の改善も行うこととした。
- ■抜歯部位：　4｜4
　　　　　　　　　｜4
- ■使用した装置：上顎 STb Lingual BKT　下顎 ラディエンス・セラミック BKT

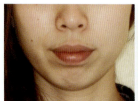 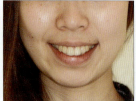 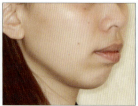 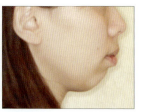

図1　初診時顔貌写真

3章 症例

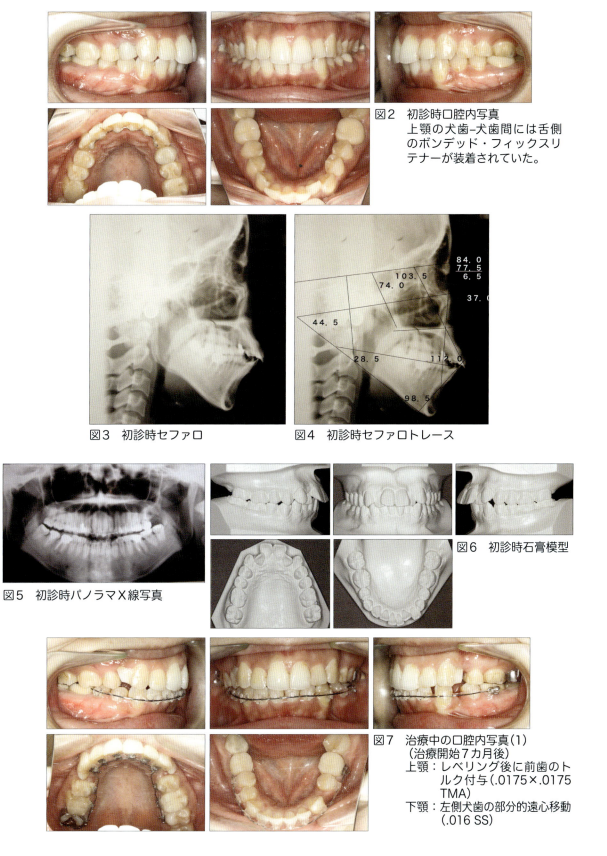

図2 初診時口腔内写真
上顎の犬歯-犬歯間には舌側のボンデッド・フィックスリテナーが装着されていた。

図3 初診時セファロ　　図4 初診時セファロトレース

図5 初診時パノラマX線写真

図6 初診時石膏模型

図7 治療中の口腔内写真(1)
　　（治療開始7カ月後）
上顎：レベリング後に前歯のトルク付与（.0175×.0175 TMA）
下顎：左側犬歯の部分的遠心移動（.016 SS）

一歩先をいく矯正歯科臨床
矯正歯科とホワイトニング

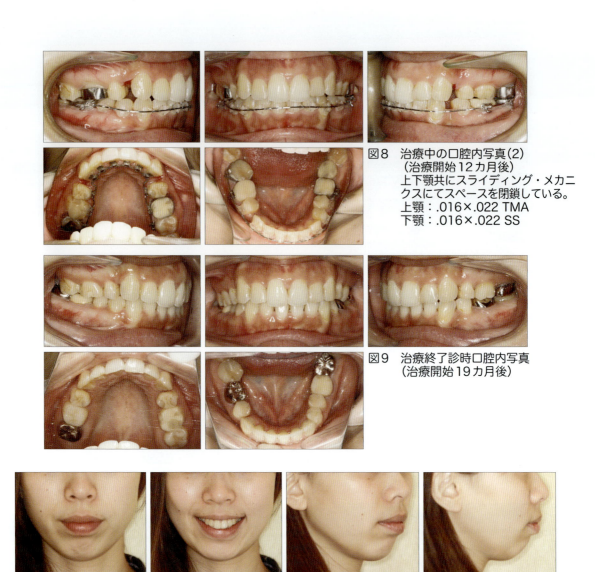

図8 治療中の口腔内写真(2)
（治療開始12カ月後）
上下顎共にスライディング・メカニクスにてスペースを閉鎖している。
上顎：.016×.022 TMA
下顎：.016×.022 SS

図9 治療終了診時口腔内写真
（治療開始19カ月後）

図10 治療前後の顔貌変化
　　　上：治療前
　　　下：治療終了時

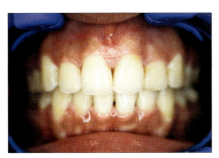 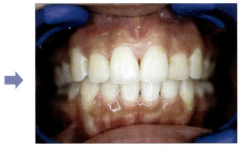

ホワイトニング前　　　　　　　　　　　ホワイトニング後

図11　ホワイトニング前後の口腔内写真
　　　装置撤去2週間後にホワイトニングを行った。

〔症例4のまとめ〕

　上顎は小臼歯抜歯により、上顎前歯をやや圧下しながら後退させたことで、口唇の突出感およびプロファイルは改善することができた。下顎が右側に1.5mmほどシフトしていた前歯の正中は改善され、ほぼ一致した状態で治療を終了することができた。上顎は左右側の第一小臼歯を抜歯し、下顎は左側のみの第一小臼歯抜歯にて治療を行い、治療後の大臼歯関係は右側Ⅱ級、左側はⅠ級にて最終的な咬合関係を確立した。
　矯正治療後のセファログラムのレントゲン写真については、患者の全身的状況の変化から現在撮影されていない。そのため、骨格的な治療前と治療後の変化については未検討となっている。今後、撮影が可能となり次第資料の採得を行う予定である。プロファイルおよび咬合の改善により、良好な結果と患者の満足を得ることができた。
　矯正装置を撤去後にすぐ、プラズマ・ライトによるオフィスホワイトニングを行い、色調の変化にも満足を得ることができた。色調の変化については、ホワイトニング前 Vita A2 からホワイトニング後 B1 へのアップが認められた。現在も咬合および色調は安定しており、きれいな歯の維持が保たれている。また、リテーナーの使用にも協力を得ることができている。今後も定期的にタッチアップのホワイトニングを行うとともに咬合管理を行い、咬合の長期安定性に寄与できればと考えている。

症例 5

〔症例の要旨〕

- ■タイトル：上顎前歯部叢生を伴う大きなオーバージェットを有する AngleⅡ級の抜歯治療症例。矯正歯科治療後のホワイトニングの併用
- ■初診時年齢：24 歳 8 カ月　女性　治療開始年齢：24 歳 10 カ月
- ■主　　訴：上顎前歯部叢生および前歯の突出感
- ■全身所見：特記事項なし
- ■口腔およびX線写真所見：大臼歯関係：AngleⅡ級　overjet ＋8.0mm　overbite ＋5.0m。オーバージェットが大きいため、口唇の緊張が認められる。また、上顎側切歯は舌側へ傾斜しており、オーバーバイトが大きいためCO‡CRの状態となっていた。10から11歳にかけて非抜歯にてマルチブラケットによる矯正歯科治療を行っていた既往歴がある。
- ■顎関節・歯周所見など：いくつかの処置歯を認めるが、欠損歯などはない。また歯周組織の状況に異常は認められない。また開口時に両側の顎関節部にクリックを認めるが、疼痛や開口障害などは認められなかった。鼻咽腔疾患は認められない。

〔診断および治療方針〕

- ■診　　断：AngleⅡ級1類の叢生を伴う上顎前突症の不正咬合と診断し、AngleⅡ級の大臼歯関係と上顎 ALD －5.0 mm 下顎 ALD －2.5mm のスケレタルディスクレパンシーから上顎のみ抜歯治療が必要と判断した。
- ■治療方針：上下顎の第三大臼歯は全て既に抜歯されていた。上顎の前歯部叢生とオーバージェットおよびオーバーバイトを改善することと上顎前歯の歯軸傾斜角の改善のため、上顎のみの第一小臼歯を抜歯することとした。下顎の叢生量は少なく、L1-MP の角度も 91.5°となっていることから下顎は非抜歯として、治療後の大臼歯関係をⅡ級とする治療計画とした。主訴の改善を早期に図るため、上顎から装置を装着し治療を開始することとした。上顎はセルフライゲーションのリンガルブラケットを使用して治療を行い、下顎は単結晶サファイアのセラミックブラケットを使用し、審美的矯正治療法で行うことにした。さらに矯正治療後にオフィスホワイトニングを行うことで色調の改善も行うこととした。
- ■抜歯部位：　4 ｜ 4
- ■使用した装置：上顎 Clippy-L　Lingual BKT　下顎 ラディエンス・セラミック BKT

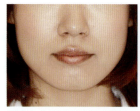 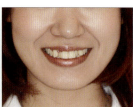 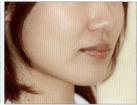 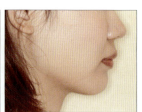

図1　初診時顔貌写真

3章 症例

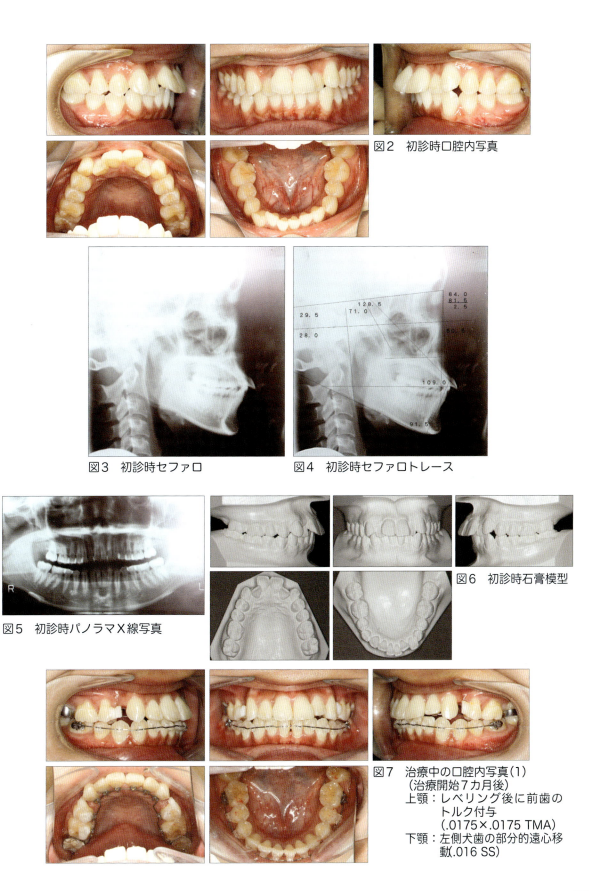

図2 初診時口腔内写真

図3 初診時セファロ　　図4 初診時セファロトレース

図5 初診時パノラマX線写真

図6 初診時石膏模型

図7 治療中の口腔内写真(1)
　　（治療開始7カ月後）
　上顎：レベリング後に前歯の
　　　　トルク付与
　　　　（.0175×.0175 TMA）
　下顎：左側犬歯の部分的遠心移
　　　　動.016 SS)

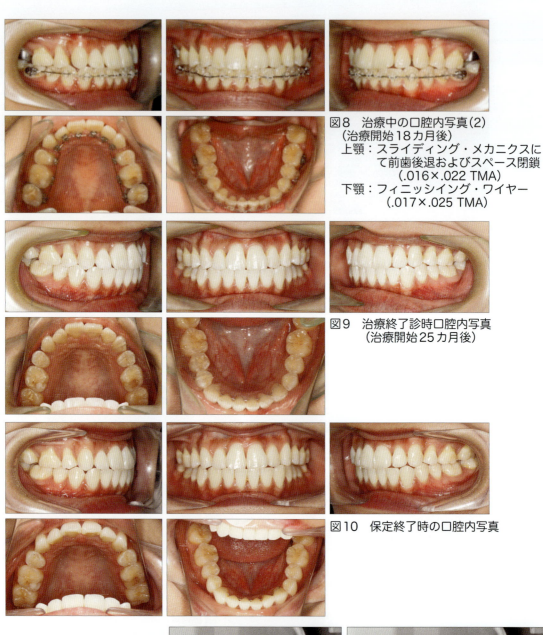

図8 治療中の口腔内写真(2)
（治療開始18カ月後）
上顎：スライディング・メカニクスにて前歯後退およびスペース閉鎖
（.016×.022 TMA）
下顎：フィニッシイング・ワイヤー
（.017×.025 TMA）

図9 治療終了診時口腔内写真
（治療開始25カ月後）

図10 保定終了時の口腔内写真

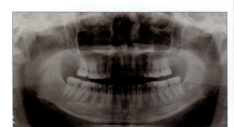

図11 治療終了時のパノラマX線写真

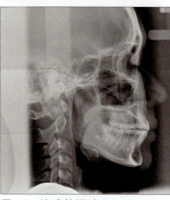

図12 治療終了時のセファロ

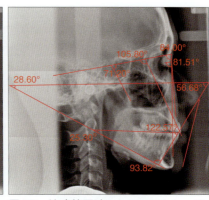

図13 治療終了時のセファロトレース

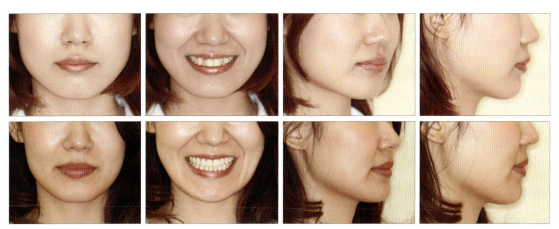

図14　治療前、治療後の顔貌変化
　　　　上：治療前　　下：治療終了時

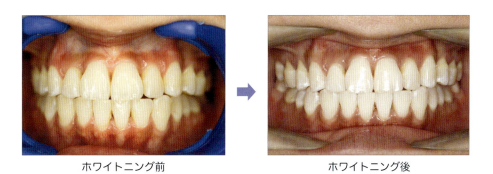

ホワイトニング前　　　　　　　　　　　　ホワイトニング後

図15　ホワイトニング前後の口腔内写真
　　　　装置撤去10日後にホワイトニングを行った。

〔症例5のまとめ〕

　上顎は小臼歯抜歯により、上顎前歯をやや圧下しながら後退させたことで、128.5°あったU1-SNは105.5°まで改善することができた。それによりオーバージェットは＋8.0mmから＋1.5mmへと変化した。
　下顎は非抜歯にて治療を行い、下顎前歯の叢生を改善したことでL1-MPは91.5から94.0°へと変化した。これらの上下前歯歯軸の変化により、インターインサイザルアングルは、109.0°から122.5°へ改善することができた。またオーバージェットの改善により、EL-ULは－1.0mmから－2.5mmへ、EL-LLも±0.0mmから－1.0mmと変化し、プロファイルも改善したため良好な結果を得ることができた。
　初診時のオーバージェットの大きさからオーバーコレクションを考慮しての治療結果を得た。矯正装置を撤去後にすぐ、プラズマ・ライトによるオフィスホワイトニングを行い、色調の変化にも満足を得ることができた。シェードはホワイトニングにより、Vita A3.5からA1への変化が認められた。
　現在も咬合は安定しており良いプロファイルを継続できており、定期的にタッチアップのホワイトニングを行うことで、きれいな歯の維持についてのモチベーションも保てており、リテーナーの長期使用にも協力を得ることができている。

一歩先をいく矯正歯科臨床
矯正歯科とホワイトニング

　以上、症例を紹介しましたが、矯正治療後のホワイトニングと矯正治療後の安定性やう蝕予防効果の相乗効果ならびにホワイトニング専門機関との連携について一言コメントしておきます。

■ メインテナンス（定期管理）

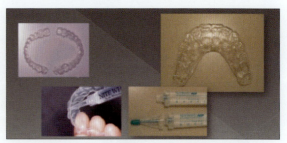

ホームホワイトニングトレーを併用したクリアリテーナー
　材質：スプリント用1.0mm Clear Hard
　薬剤：NITE WHITE ACP 10%、22%

　先にも触れたように、ホームホワイトニングとしてクリアリテーナーを使用することの利点はたくさんあります。主な利点として下記のことが挙げられます。

1) ホワイトニングのメインテナンスとしての来院が、保定後の経過観察として管理できる。
2) 「きれいな歯」を維持するための能動的な動議づけとなることができる。
3) ホワイトニング剤の作用が、歯肉炎や歯周炎の予防につながる。
4) ホワイトニング後のエナメル質において、う蝕予防の効果が高まることがわかってきた。
5) クリアリテーナーをホームホワイトニング用トレーと併用することで長期安定性を確保しやすい。

　以上のように、ホームホワイトニングとしてクリアリテーナーなどのトレーを使用するメリットは数々ありますが、その場合には、トレーとしての形状や素材の選択にも留意する必要があります（上図参照）。
　なお、詳しくは1章のホームホワイトニングの項を参照してください。

■ ホワイトニング専門機関との連携

　クリニックの中にホワイトニングを導入することによる患者さんとクリニック双方の利点はいくつか述べてきましたが、なかなか導入がスムースにいかない場合もあるでしょう。
　また、多くの種類のホワイトニングを常時準備しておくことへの負担もあると思われます。
　ホワイトニングを患者さんへのサービスという視点から、治療の一環としての施術であるとの考えに切り替えることで、より包括的な矯正治療のゴール設定が可能となり、患者さんの満足度も向上させることができます。そのために、自院のクリニックで可能なクリーニングおよびホワイトニングの範囲をよく理解し、無理のない範囲での施術を行っていくことも重要でしょう。
　そして、ホワイトニング専門機関との連携を強化することでプラスαの患者サービスが行われることとなります。また、前述したように、ホワイトニングと矯正歯科治療の需要者層は、年齢や性別および意識の重なりが大きいことも専門機関との連携をスムーズに進める要因ともなり、メリットにもなります。
　ホワイトニング専門機関との上手な棲み分けを行うことは、双方の医療機関と患者さんにとってさまざまな恩恵をもたらすこととなります。

4章

ホワイトニングスキルアップ情報

椿　知之

ホワイトニングコーディネーターを取得しよう

　ホワイトニングコーディネーター制度は、日本歯科医学会の分科会である日本歯科審美学会が認定する歯科衛生士のための資格です。2000年ころから普及してきた歯のホワイトニングですが、急激に広まった新しい技術のため、一般消費者ばかりでなく歯科医師や歯科衛生士でも正確な情報を得る手段がありませんでした。インターネットや企業セミナーなどで提供される情報には、特定の製品を推奨する偏ったものや、誤った情報もあり、混乱していました。

　そこでホワイトニングの正しい知識、技術を教えて、日本におけるホワイトニングの普及を目的に、わが国の審美歯科を牽引する日本歯科審美学会が制定したのが「ホワイトニングコーディネーター制度」で、2007年に誕生しました。

1. 認定講習会、認定試験

　この資格を与えるに当たっては、設立当初に日本歯科審美学会から任命された10名のホワイトニングのエキスパートが何度も会議、討議を重ね、歯のホワイトニングを行う際に知っておかなければならない最低限、かつ正しい知識を身につけてもらうため、慎重に講義内容を詰め、それに沿ったテキスト、認定試験を作成しました。

　試験当日は、このテキストに沿った認定講習会を行います。認定講習会は、基礎編、実践編、メインテナンス編、Q&A、質疑応答からなり、受講後に認定試験を行います。認定講習会を受講しなければ認定試験は受けられません。試験内容は認定講習会の中からマークシート方式で約40題出題され、80％以上正解した歯科衛生士にホワイトニングコーディネーターの登録資格が与えられます（図1、2）。

　2015年度からは日本歯科審美学会が一般社団法人化されたため、ホワイトニングコーディネーターの資格取得には、試験合格後に日本歯科審美学会への入会が必要になりました。また資格の更新には、資格取得後3年以内に2単位の日本歯科審美学会が指定するセミナーや学会への参加、もしくは日本歯科審美学会の学術大会への参加が条件になっています。

ホワイトニングコーディネーターの認定講習会と認定試験は、毎年数回全国で行われています。講師はホワイトニングの研究を行っている大学の准教授や講師、ホワイトニングの講演を行っている歯科医師、歯科衛生士など、ホワイトニングの第一線で研究、実践しているスペシャリストで構成されています。

毎回多くの歯科衛生士が受講し、2017年4月現在、すでに10,000名以上のホワイトニングコーディネーターが誕生しています。

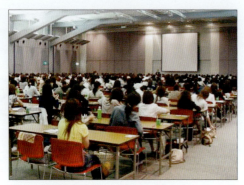

図1　ホワイトニングコーディネーター認定講習会

2.「ホワイトニングエキスパート」も

また2016年からは日本アンチエイジング歯科学会において「ホワイトニングエキスパート」という制度が発足しました（図3）。この制度は歯科衛生士だけでなく、歯科医師も対象となっています。

ホワイトニングコーディネーターはホワイトニングの基礎を学ぶ目的で、認定試験の前に行われる講習会の中から出題されますが、ホワイトニングエキスパートは歯科医師、歯科衛生士の熟練度を測るための資格で、問題もかなり難しくなっています。

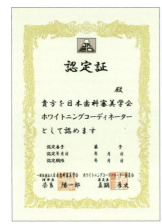

図2　ホワイトニングコーディネーター認定証（一般社団法人日本歯科審美学会）

ホワイトニング情報ガイド

近年、インターネットの普及とともに、ネット上にはさまざまな情報が溢れています。しかしながら、ネットは誰でも簡単に情報を書き込むことができるため、その信憑性には疑問のある内容も散見されます。信頼性のある機関が公式に公開しているホームページの情報であればまだいいのですが、個人が開設しているホームページやブログ、情報サイト、一般向けの回答サイト、昨今問題となったまとめサイトなどの情報は鵜呑みにしないほうがいいでしょう。

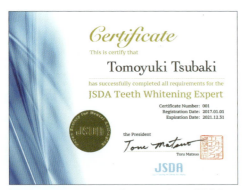

図3　ホワイトニングエキスパート認定証

1章でも述べていますが、日本では過酸化物配合の製品を販売したり、一般の人が施術をすることができないため、ある特定の製品を売るためにアフィリエーターが書いているブログやECサイト、セルフ型のホワイトニングサロンのホームページなど、歯科医院で行っているホワイトニングがあたかも危険であるような表現をしているところも見受けられます。

4章 ホワイトニングスキルアップ情報

　まずはやはり各大学の講師の先生が監修している日本歯科審美学会のホワイトニングコーディネーターが一番基礎になると思います。もともとホワイトニングコーディネーターは、それまで統一されていなかったホワイトニングの正しい知識を身につけるために設立された資格ですので、エビデンスに基づいた基礎的な知識が得られます。日本歯科審美学会ではホワイトニングコーディネーターを取得した衛生士さん向けにアドバンストコースもあり、実践的な情報も得られます。

　また日本歯科審美学会が主催する学術大会やセミナーでもホワイトニングの講演が随時行われていますし、年2回発行される「歯科審美」という学会誌でも、ホワイトニングに関する新しい情報が発表されることもあります（図4）。

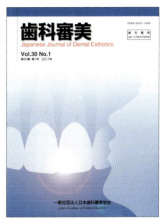

図4「歯科審美」
（一般社団法人日本歯科審美学会）

　この他にも、2000年に歯科漂白研究会として発足した現在の日本アンチエイジング歯科学会でも、学術大会や審美美容部会のセミナーでホワイトニングに関する講演を積極的に行っています。他の学会でもホワイトニングに関する講演がしばしば行われています。

　ただ日本歯科審美学会では、その対象が原則として厚生労働省の認可品のみとなっているため、未認可品や海外の製品については、取り扱っている会社のセミナーや海外の審美学会（IFED, AACDなど）で行われる講演で情報を得る必要があります。また各メーカーや商社でもそれぞれ独自にセミナーを行っていますが、企業主催のセミナーの場合は、原則そのメーカーの製品の推奨に終始してしまうという欠点もあります。

　多くの情報が氾濫する時代ですので、情報を取捨選択し、正しい情報を得る目を養うことも必要になってきます。

　以下に主な関連学会のホームページのアドレスを列記しました。これらの学会では、ホワイトニングについてのセミナー、講演会が適時開催されています。

　日本歯科審美学会（JAED）https://www.jdshinbi.net/general/wc.html
　国際審美歯科学会（IFED）http://www.kokusai-sinbi.net/
　アメリカ美容歯科学会（AACD）http://www.aacd.com
　日本アンチエイジング歯科学会（JSDA）http://www.jd-aa.net/index.html

矯正治療とホワイトニング Q&A

● ホワイトニングについての患者さんの質問や疑問に答えていただく参考として、代表的、基本的な項目についてQ＆Aとしてまとめてみました。歯科医院のホワイトニングのシステムによっても回答内容は異なってくるものと思いますが、これらを参考に、ホワイトニングの正しい情報を患者さんにお伝えください。

Q：クリーニングとホワイトニングはどう違うのですか？
A： クリーニングは歯の表面についた色素（ステイン）を取り除き、歯本来の色に戻します。ホワイトニングは自分本来の色よりさらに白くしたいときに行います。

Q：ホワイトニングは安全ですか？
A： ホワイトニングはアメリカでは約20年前から行われており、アメリカの大学をはじめ日本の各大学の研究でも、その安全性は確立されています。歯を軟化させたり、歯にダメージを与えずに白くすることができます。

Q：ホワイトニングは歯を削ったり、溶かしたりしますか？
A： ホワイトニングは、歯を溶かしたり、削ったりしません。

Q：ホワイトニングは誰でもできますか？
A： 虫歯が多い場合や知覚過敏が強い場合、歯周病がひどい場合、お身体の状態によってはできない場合があります。また人工歯や差し歯、詰め物、金属により変色してしまった歯は白くすることができません。

Q：どれ位で白くなりますか？
A： 白くなる時間には個人差があります。また同じ人の歯でも白くなりやすい歯と、なりにくい歯があります。

Q：ホワイトニングの効果はどのくらい維持しますか？
A： 歯は年齢と共に徐々に着色してくるものであり、ホワイトニングした歯も同じように着色してきます。効果を少しでも永く持続させるためにはホワイトニング剤配合の歯磨きを使用していただき、定期的な色のチェックをお勧めします。また、毎日お手入れをしていても数年で再び着色してくることがあります。このスピードは摂取食品や嗜好品によって左右されます。再着色が認められたら、1年に1～2回のメインテナンス・ホワイトニングを行うことにより、ホワイトニングした直後の白さに戻すことができます。

Q：ホワイトニング後に気をつけたほうがいい飲食物はありますか？
A： どのようなホワイトニングでもホワイトニングの後、数時間は外部からの影響を受けやすくなっています。そのためホワイトニング後24～48時間は、色の濃い食べ物、飲み物は控えてください（コーヒー、紅茶、烏龍茶などのお茶類、赤ワイン、ベリー類、タバコや葉巻、しょうゆ、ソース、ケチャップ、カレーソース、着色料を使用した食品など）。またホワイトニング直後は、歯の保護膜がないため、普段よりもカルシウムが溶けやすくなっていますので、ホワイトニング後1時間は酸性の食べ物、飲み物は避けてください（柑橘系の果物や飲み物、炭酸飲料、スポーツドリンク、ビタミンC、クエン酸、お酢、梅干など）。

矯正治療とホワイトニング Q&A

Q：ホームホワイトニングのマウスピースをしたまま飲食や喫煙はできますか？
A：ホームホワイトニングのマウスピースを装着したまま飲食を行いますと、ジェルが漏れ出すことがありますので、ホームホワイトニング中は飲食はしないでください。

Q：矯正歯科治療中にオフィスホワイトニングは可能ですか？
A：ラビアル矯正の場合には、その部分のホワイトニングができないため矯正装置が外れてからのホワイトニングになります。リンガル矯正の場合であれば、並行してオフィスホワイトニングを行うことが可能になります。

Q：矯正歯科でアクティブに調整した日にホワイトニングを受けても大丈夫ですか？
A：矯正治療による疼痛があるため、おおよそ矯正治療から4日以上は間隔をあけてホワイトニングを行うほうがよいでしょう。最も安全と考えられるのは、矯正治療の歯の移動時期にみられる遅滞期にホワイトニングを行うことになります。矯正歯科治療中のホワイトニングはタイミングを考えて行うことが重要になります。

Q：矯正歯科治療後にホワイトニングを受ける注意点は？
A：ディボンディング時に起こり得るエナメル質表面のクラックに注意することが知覚過敏症への予防にもなります。また、ラビアル矯正の場合にはボンディング材の残留があると、その部分だけホワイトニングの効果が得られないので、ホワイトニング前に再度確認することが重要になります。

Q：クリアリテーナーをホームホワイトニングのトレーとして使用できますか？
A：可能ではありますが、レザボアのホワイトニング剤液だまりがないので、トレー辺縁の形態に留意する必要があります。

Q：マウスピース型アライナー矯正装置はホームホワイトニングのトレーに代用できますか？
A：アライナー矯正装置は歯を移動するための装置になりますので、ホワイトニング剤の流失につながります。ホワイトニングトレーとの共用は避けたほうがよいです。

Q：ホワイトニング後の痛みがあるときにリテーナーは使用できますか？
A：ほとんどの場合、ホワイトニング後の疼痛は24時間以内に消失しますので、その期間だけリテーナーの使用を中止してください。その後、ホワイトニング後の疼痛がなくなりましたら、通常通りのリテーナー使用を再開してください。歯の裏側からの固定タイプのフィックス・リテーナーであれば、そのままホワイトニング時でも外す必要はありません。

おわりに

　今回は本書に興味をもっていただき心より感謝申し上げます。

　矯正歯科臨床におけるホワイトニングの活用法について、少しでも参考にしていただき、お役に立てることができましたら幸いと考えております。

　現在の矯正歯科臨床では、さまざまなテクニックや新しいシステムが従来よりもはやい速度で取り入れられるようになっています。デジタル化への潮流は歯科矯正の分野でも、徐々に広がりを見せています。今後もデジタル技術を活かした新しい矯正歯科治療の診断システムや治療方法が開発されてくるでしょう。

　その中で、ホワイトニングによる患者さんのためのプラスαという選択肢は、比較的スピーディーに取り入れられる新しい知識と技術であると考えます。また、ホワイトニングは矯正歯科治療と併用することで、患者さんの満足度を上げるだけでなく、新しいマーケティングツールともなり得ますし、長期安定性までを考慮した場合の長い治療期間に対するモチベーションの継続という重要な役割をもすることが理解いただけたのではないかと思います。

　本書は、矯正歯科臨床において、これからホワイトニングを導入する予定の方からすでに臨床に取り入れている方まで、その留意点や臨床例について最新のホワイトニング情報も含めてまとめることができた初めての書籍です。つまり、上手にホワイトニングを取り入れることは、患者さんのためにも、クリニックのためにもなると考えますので有効に活用していただけることを望んでおります。

　正しい知識の普及というのは、医療分野ではとても重要になります。ホワイトニングでも矯正歯科でも同様で、安全で確実に治療結果を達成するために繰り返し読んでいただきご活用ください。さらに、巻末のQ&Aでは臨床中のホワイトニングに関する疑問や、矯正歯科の中で活用する注意点など具体的に説明をさせていただいておりますので、日常臨床の参考としてご活用ください。

　今回、矯正歯科とホワイトニングについてまとめた背景については、私ども兄弟がそれぞれ学会などで講演や発表、また書籍に記していたことを再構築して、初の共著とすることができました。このことは私どもにとっても記念になる良い機会となりました。ここで発刊にあたり関係各位の皆様に大変ご尽力をいただきましたこと、御礼申し上げます。

　今後とも新しい情報を吸収しながら、研究に努力を重ね臨床に役立てていきたいと考えております。

2017年7月
椿　丈二

著者略歴

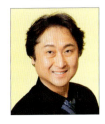

椿 知之（つばき ともゆき）

1988年 日本歯科大学卒業
1995年 ティースアート開設（東京都中央区）
2000年 日本歯科漂白研究会常任理事就任
　　　　医療法人社団白正会設立理事就任
2001年 アメリカ審美歯科学会（ASDA）認定医取得
2005年 日本アンチエイジング歯科学会常任理事就任
2006年 日本歯科審美学会ホワイトニングコーディネーター講師
2007年 アメリカ審美歯科学会（ASDA）フェロー
　　　　日本歯科審美学会理事就任　認定医取得
2008年 日本アンチエイジング歯科学会認定医取得
2014年 日本歯科審美学会常任理事、ホワイトニングコーディネーター委員長就任

〔資格・所属〕
　日本歯科審美学会理事、認定医、ホワイトニングコーディネーター講師／アメリカ審美歯科学会（ASDA）認定医、フェロー／日本アンチエイジング歯科学会認定医、常任理事／アメリカ審美歯科学会（AACD）会員、アジア審美歯科学会会員、国際歯科連盟会員

〔著書〕
　「漂白～White, Whiter, Whitest」共著（デンタルダイヤモンド）／「At Home ホワイトニング」共著（ヒョーロンパブリッシャーズ）／「私は白い歯」（アートデイズ）／「自費診療のステップbyステップ」共著（デンタルダイヤモンド）／「ホワイトニングマニュアル～すべての人に白い歯を～」共著（口腔保健協会）／「ここが知りたい 歯科治療 ベストアンサー！」共著（クインテッセンス出版）／「ホワイトニング＆プリベンション」（クインテッセンス出版）／「みんなが知りたいホワイトニングQ&A」共著 DH Style 増刊号（デンタルダイヤモンド）ほか

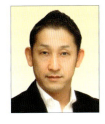

椿 丈二（つばき じょうじ）

1991年 日本歯科大学卒業
1999年 ティースアート矯正歯科開設（東京都渋谷区）
2001年 日本成人矯正歯科学会認定医取得
2004年 ヨーロッパ舌側矯正歯科学会（ESLO）アクティブメンバー取得
2006年 世界舌側矯正歯科学会（WSLO）アクティブメンバー取得
2007年 日本舌側矯正歯科学会アクティブメンバー（現：認定医）取得
2009年 日本成人矯正歯科学会専門医取得
2012年～ 日本舌側矯正歯科学会リンガル矯正ベーシック・タイポドントコースインストラクター
2013年～ 日本成人矯正歯科学会歯並びコーディネーター講師
2014年～ 日本成人矯正歯科学会認定医研修プログラム講師
　　　　　ヨーロッパ舌側矯正歯科学会（ESLO）ティトゥラーメンバー取得
2014年～ 日本舌側矯正歯科学会会長（2016年まで）
2016年 第1回アジア舌側矯正歯科学会共同大会長
2016年 第12回ヨーロッパ舌側矯正歯科学会組織委員長
　　　　日本成人矯正歯科学会指導医取得

〔資格・所属〕
　日本矯正歯科学会正会員／東京矯正歯科学会会員／日本舌側矯正歯科学会（JLOA）認定医、常務理事／日本成人矯正歯科学会（JAAO）認定医、専門医、指導医、常務理事／ヨーロッパ舌側矯正歯科学会（ESLO）Active Member, Titular Membership／世界舌側矯正歯科学会（WSLO）Active Member

〔著書〕
　「リンガルブラケット矯正法－審美的矯正の基礎と臨床」（医歯薬出版）共著／「臨床の疑問に答える！リンガルブラケット矯正Q&A 60」（医歯薬出版）共著／「やさしくわかる矯正歯科臨床－歯並びコーディネーター入門書」（医歯薬出版）共著／「臨床家のための矯正YEAR BOOK 2016」（クインテッセンス出版）共著　ほか

一歩先を行く矯正歯科臨床
矯正歯科とホワイトニング
椿 知之 / 椿 丈二 著
2017年9月20日　初版第1刷発行
発行所：東京臨床出版株式会社
〒541-0053 大阪市中央区本町 1-1-3
印刷所：株式会社チューエツ
〒930-0057 富山市上本町 3-16

〔定価〕6,000 円＋税

●表紙・カバーデザイン：佐藤祐子
●DTP オペレーター：宇田川智

※本誌掲載記事並びに図表を使用される場合は、執筆者並びに出版社の許諾を得てください。

Ⓒ 2017 printed in Japan